Como enlouquecer os homens na cama e fora dela

>>>Dicas de sexo e sedução

Vanessa de Oliveira

Como enlouquecer os homens na cama e fora dela

>>>Dicas de sexo e sedução

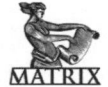

© 2014 – Vanessa de Oliveira
Direitos em língua portuguesa para o Brasil:
Matrix Editora - Tel. (11) 3868-2863
atendimento@matrixeditora.com.br
www.matrixeditora.com.br

Diretor editorial
Paulo Tadeu

Capa
Daniela Vasques

Diagramação
Alexandre Santiago
Daniela Vasques

Revisão
Adriana Parra
Silvia Parollo

Ilustrações
Gilberto Yudi

Dados Internacionais de Catalogação na Publicação (CIP)
SINDICATO NACIONAL DOS EDITORES DE LIVROS, RJ.

Oliveira, Vanessa de
  Como enlouquecer os homens na cama e fora dela : Dicas de sexo e sedução / Vanessa de Oliveira. - 1. ed. - 'São Paulo : Matrix, 2014.
  184 p. : il. ; 21 cm.

  ISBN 978-85-8230-023-7

  1. Técnicas de autoajuda. 2. Sexo. 3. Sedução. I. Título.

14-09375
CDD: 658.11
CDU: 658.016.1

> "Existe uma mulher antes deste livro.
> Existe uma Deusa do Amor
> e do Sexo depois deste livro."

Todos os ensinamentos deste livro foram testados por mim, não há sombra de dúvida sobre o poder que descobri que tenho entre quatro paredes – e que você também tem, embora talvez não saiba. Nenhum homem que se deitou comigo vai me esquecer algum dia e eu vou ensinar a você todos os meus segredos.

Você pode acreditar cegamente nos meus ensinamentos. A partir de agora, eles serão seus Dez Mandamentos do Amor e do Sexo. Acredite, vou conduzir você ao Paraíso Eterno, onde você será a única deusa que seu homem um dia conheceu.

Mulheres irão à loucura com este livro; algumas negarão as verdades, outras duvidarão de minhas histórias, e os homens ficarão chocados perguntando-se como descobri a verdade sobre eles.

Eu só tenho algo mais a dizer, para que fique claro e não haja nenhuma dúvida:

EU FALO 100% A VERDADE!

Sumário

1. Palavras da Autora 9
2. A arte de seduzir 15
3. Química 45
4. Despertando o Desejo Sexual (DDS) 47
5. Vocês estão na cama. E agora, o que você faz? 81
6. Como fazer o *striptease* dos sonhos 85
7. Aprendendo a se masturbar como uma deusa 95
8. Regras de masturbação no homem para enlouquecê-lo 107
9. O melhor sexo oral do mundo 111
10. Preservativo: usar ou não usar no sexo oral? 123
11. Depois do sexo oral dele, provavelmente será a vez do seu 125
12. Partindo para a penetração 131
13. Pompoarismo 139
14. Posição de quatro 143
15. Sexo anal: fazer ou não fazer, eis a questão! 147
16. Sexo não convencional 155
17. Surpresas sexuais 171
18. Atitude faz a diferença 179

1. Palavras da Autora

Há algo essencial que você precisa saber antes de começarmos nosso trabalho juntas. É muito importante que você saiba de onde vem meu conhecimento a respeito de amor, sexo e sedução dos homens, e também por que sou considerada uma das maiores *experts* em sexo, a número 1 no Brasil e, provavelmente, no exterior também.

O escritor e jornalista Malcolm Gladwell, da revista *The New Yorker*, em seu livro *Outliers*, publicado no Brasil com o título *Fora de Série*, estudou os grandes gênios da humanidade, como Mozart, Beatles e Bill Gates, e definiu aquilo que os distinguiu das demais pessoas. Para ele, talento não é necessariamente tudo para o caminho da excelência: é preciso algo de que dificilmente nos damos conta para fazer uma pessoa tornar-se brilhante naquilo que faz, seja em que área for – esportes, artes, ciência, finanças, música ou comportamento.

Gladwell esclarece que, para alcançar a excelência em qualquer atividade e se tornar alguém altamente bem-sucedido e destacado, é necessário ter nada mais do que 10 mil horas de prática, o equivalente a três horas de treinamento por dia durante dez anos. Para essa sumidade jornalística em pesquisas sobre a história de vida de grandes personalidades da humanidade, pessoas podem ser consideradas boas naquilo que fazem até mesmo com menos tempo de treino, mas, para ser excepcionalmente boa, ser considerada a melhor em algo, ou *expert*, é preciso, no mínimo, que essa marca seja atingida.

Sim, eu sou uma dessas pessoas consideradas "fora de série" por Gladwell e, mesmo que pareça arrogante de minha parte (acredite, essa não é a minha intenção), não veja por esse lado: olhe pelo ângulo de que você estará aprendendo com a pessoa que mais sabe sobre amor e sexo no Brasil, que é o país mais sensual do mundo.

Eu trabalhei como profissional do sexo no Brasil e fora dele por cinco anos, em um ritmo de atendimento de seis, sete, oito clientes por dia. Somente nesse período, ultrapassei a marca das 10 mil horas de treinamento em sexo. Sem contar o fato de ter sido casada com um compulsivo sexual antes de ser uma garota de programa, como descrevi no *best-seller Diário de Marise*, minha primeira autobiografia. Também já estive no harém do príncipe árabe Mohamed como sua convidada, um homem espetacular sob todos os aspectos, e, é claro, retornei algumas vezes para lá, um fato raro de acontecer com as convidadas – se fui convidada a retornar, tenha a mais absoluta certeza de que os momentos que ele teve comigo foram inesquecíveis.

Posso dizer que já dormi com os homens mais comuns do mundo e com os mais importantes também. E, nesse tempo todo, colecionei as mais variadas experiências, aprendizados únicos, e fiz descobertas magníficas a respeito da arte de amar, que fizeram com que os homens que estiveram em meus braços e entre minhas pernas não me esquecessem e que muitos deles ficassem aos meus pés.

Mesmo depois que parei de trabalhar como acompanhante ainda mantive minha vida sexual ativa, afinal, sexo é algo pelo que sou apaixonada – e isso nunca foi segredo para ninguém –, logo, continuo treinando e cada dia mais pesquisando e me atualizando.

Portanto, tenha certeza de que atingi a excelência nas artes do amor e do sexo e estou apta a ensiná-las a você. Não sou alguém que meramente leu conteúdos sensuais e escreveu sobre teoria de outras pessoas e, posteriormente, incluiu suas opiniões. Saiba que pratiquei muito; nenhuma mulher até hoje declarou publicamente seus milhares de amantes, e, se os teve, acredite, faltou coragem para contar. E você? Quer uma mestra na arte da sedução que, no mínimo, tenha atitude, que não se envergonhe do fato de ter feito sexo com mais de 5 mil homens e que, portanto, encare a arte de amar com naturalidade e prazer, como algo bom e nada pecaminoso, certo?

Você quer aprender com quem tem uma visão ampla do assunto e sob vários enfoques, sem preconceitos, com liberdade, com muita autonomia para falar sobre tudo aquilo que você precisa aprender para se transformar em quem você quer ser: **uma deusa do amor e do sexo**. Se estamos tendo essa conversa agora, com certeza você não está meramente buscando melhorar; se adquiriu este manual e está lendo sem conseguir largá-lo, ansiosa para o momento em que vou começar a ensinar de forma prática tudo o que sei, então tenho certeza absoluta de que você não busca somente mudanças e melhorias, você quer se transformar por completo em uma deusa do amor e do sexo.

Inclusive, eu lhe dou este alerta: por intermédio deste livro, você vai mudar toda a concepção que teve até este momento sobre a arte de amar, seduzir e enlouquecer um homem entre quatro paredes. E este livro é para poucas mulheres, não é um conhecimento despejado sobre as grandes massas. Meus maiores segredos, o ouro do meu conhecimento e as dicas mais fascinantes eu nunca revelei em site algum nem expus em entrevistas para a televisão – como nos programas *Mulheres*, Jô Soares, *Altas Horas*, *Ratinho*, programa *Márcia*, *Superpop* – nem nas matérias publicadas em revistas femininas ou pela revista *Playboy* (na qual sou consultora do "Playboy Responde").

Minhas táticas de enlouquecer um homem na cama são para você. Só para você e para as amigas que participam do nosso fórum de discussão sobre amor, sexo, homens e relacionamentos. Este manual não está à disposição de qualquer pessoa; você não adquire um livro semelhante em bancas de jornal, e muito menos conteúdo parecido na internet.

Eu testei formas variadas de fazer sexo, criei rotinas de sedução, aperfeiçoei o conhecimento que já tinha recriando posições, aprendi novos truques, uni meus conhecimentos sobre a anatomia humana, que devo à minha formação em enfermagem, com os ensinamentos da prática e contextualizei essa sabedoria sobre a arte do amor neste livro.

Talvez você esteja se perguntando por que fiz isso.

Não tem a ver com dinheiro. Ou pelo menos não diretamente. Eu fico muito feliz quando vejo que uma mulher está feliz e que a vida dela melhorou. É assim que eu me realizo. Meu maior ganho, acredite, é emocional. Sofro quando uma mulher sofre só porque seu poder feminino está bloqueado e ela não consegue se expressar ou conduzir uma relação a dois de maneira saudável. E se você pensou que é o homem que dita as regras do sexo e que conduz a relação do casal, você se enganou. É a mulher que determina o tipo de relação que o casal terá, de acordo com as atitudes dela. Só que a maioria das mulheres não consegue fazer isso e tem relacionamentos turbulentos devido à falta de informação.

As mulheres são muito poderosas, só que elas não sabem disso.

Já vi mulheres fantásticas extremamente infelizes em seus relacionamentos, por não conseguirem encontrar uma conexão sexual com seu parceiro. Por terem dificuldade em encontrar alguém para conversar sobre o assunto ou estarem seguindo informações equivocadas ou muito metafóricas que, por sua vez, acabam não tendo resultado prático em suas vidas.

Aliás, já vou esclarecer que não existirá espécie alguma de metaforismo entre mim e você. Neste livro, você **não** vai encontrar dicas como, por exemplo: "Converse mais com seu parceiro". Você vai encontrar dicas sobre quais palavras usar, em que momento falar e de que forma conversar com ele para conseguir aquilo que você quer. Eu prometo que vou ser direta, objetiva e algumas vezes bastante explícita. Em dado momento, a palavra mais suave que direi será "pênis". Tudo bem para você?

Em contrapartida, você irá aprender de verdade. E no lugar de toda a obscuridade se fará luz, porque você não vai mais se perder no meio do caminho sem saber o que deve fazer ou não, ou até onde deve ir.

Com este livro, você irá aprender que o orgasmo é quase nada e o resto é quase tudo. Porque o momento do sexo nunca foi tão bom na sua vida como será a partir de agora. E não se surpreenda se no decorrer da leitura você se sentir excitada. Sim, este é um livro para ser lido com uma mão só, porque estaremos, indiretamente, preparando a mente para o sexo. Por pouco eu mesma não escrevi este livro com apenas cinco dedos...

E agora chega de blá-blá-blá. Você está preparada para começar a sua transformação? Então, vamos logo, afinal é para isso que estamos aqui!

Ah, um aviso importante: este livro não deve ser lido por mulheres cardíacas!

2. A ARTE DE SEDUZIR

Primeiro havia a força e a violência como forma de poder e de conseguir sexo. Foi assim durante milhares de anos e, sendo as mulheres mais fracas fisicamente, estavam sempre à mercê dos desejos e vontades dos homens, que as controlavam e detinham o poder de dizer a elas quando, onde e como haveria sexo.

Então, um dia, mulheres inteligentes se aperfeiçoaram na lei da sobrevivência e inventaram a sedução, que nada mais é do que uma forma de manipular os homens e ter poder sobre eles para dizer quando, onde e de que forma haveria sexo. E a tática sedutora dessas mulheres, que eram inteligentes, funcionou! Portanto, a sedução é uma invenção feminina na lei da sobrevivência e não uma arte masculina, como muitos pensam.

E você sabe o que aconteceu quando essas mulheres inteligentes colocaram a sedução em prática? Os homens caíram direitinho na delas! Porque a sedução derruba o Anderson Silva e derruba o presidente dos Estados Unidos, derruba qualquer homem sobre a face da Terra – que goste, claro, de fazer sexo com uma mulher.

E sabe quando os homens começaram a seduzir? Somente a partir do século XVIII, quando entenderam que as armas que tinham, força e violência, já não eram suficientes para obter poder sobre uma mulher. Eles demoraram a perceber a grandiosidade do poder da sedução porque poucas eram as mulheres que sabiam usá-lo. A maioria estava sufocada por padrões de comportamento e por repressão social e religiosa dos séculos e séculos durante os quais a mulher foi subjugada.

No entanto, quando os valores culturais e religiosos começaram a ser questionados e a Igreja iniciou o seu lento declínio, mais algumas mulheres começaram a se despir do pensamento de culpa sobre sua sexualidade, que era o que as impedia de expressar sua sedução natural e de forma livre. E com um grupo maior de mulheres agora seduzindo, a arte da sedução feminina não mais passou despercebida pelos homens, que se viram totalmente manipuláveis e, portanto, sujeitos ao risco de ficar à mercê delas.

Eles também perceberam que deveriam contra-atacar com as armas certas e passaram a nos seduzir, dando-nos uma amostra bem farta do nosso próprio veneno. E foi assim que os homens sentiram necessidade e aprenderam conosco a também seduzir.

Portanto, nós, mulheres, somos as mães, as mestras e as donas do conhecimento primário da arte da sedução e não os homens. O verdadeiro dom de seduzir pertence a nós, embora neste momento você deva estar se perguntando por que, então, no jogo do amor, os homens seduzem em maior quantidade e com maior eficácia do que as mulheres, certo?

A resposta é simples, minha amiga: a mente deles está mais racional culturalmente, a das mulheres, mais emocional. Atenção, eu não disse que É, eu disse que ESTÁ.

E digo isso porque estudos já nos provam cientificamente que não é tanto a característica química e hormonal que diferencia a mente masculina da feminina, mas sim um forte aspecto cultural que acabou se sobrepondo ao biológico, pois, no início de nossa existência como sociedade, a divisão das tarefas era uma necessidade e por uma questão de sobrevivência os mais fortes estavam fora da caverna caçando (musculatura masculina) e os mais "fracos" dentro da caverna criando (corpo feminino). No entanto, nossa condição sociocultural independe de nossa química, que é completamente mutável de acordo com o meio. Hoje evoluímos, temos máquinas e tecnologia à nossa disposição e as tarefas em sociedade não são mais somente de acordo com a força, mas sim com o intelecto.

A ciência já deixou bastante claro que nossa fisiologia, nossos hormônios e aptidões são determinados não somente pela forma como nascemos, mas principalmente pelo tipo de cultura e informação que diariamente recebemos.

Quer um exemplo? Se você mora com sua melhor amiga, perceberá que o ciclo menstrual de vocês terá uma forte tendência a iniciar e finalizar nos mesmos dias ou em dias bem próximos. Ou seja, o meio externo tem a capacidade de mudar o meio interno e você recebe influência direta de outras pessoas através da sintonia humana.

Hoje sabemos que pessoas deprimidas contaminam pessoas mentalmente sadias, mesmo as que tenham nascido quimicamente equilibradas. Sabemos também, por exemplo, que crescer em meio ao mundo masculino também nos masculiniza. E, acredite, nossos hormônios são regidos pela cultura, mais do que pelas informações contidas em nosso DNA. Tanto que a cada geração a menstruação das meninas ocorre em média um ano mais cedo, e isso acontece porque hoje em dia recebemos mais informações e amadurecemos mais rápido, ou seja, a cultura se sobrepõe à informação estabelecida pelo DNA, como a idade para menstruar. Culturalmente nossa infância é menor do que nas últimas décadas e essa mudança do meio exerce mutação no aspecto biológico de todos os seres humanos.

É muito bom que isso aconteça e que você saiba, minha amiga. Sabe por quê? Porque estou lhe dando provas vivas neste momento de que tudo bem se até hoje você não foi uma mulher sedutora ou se não sentiu um forte desejo sexual, ou se nunca teve muita atitude na vida ou se foi sempre mais emocional do que racional. Porque, a qualquer momento da sua vida, se você se permitir e estiver sendo influenciada pelo meio certo, você poderá ser o que quiser – basta receber as informações certas, e você já está recebendo!

O que mais quero que saiba é que você pode mudar, pode se transformar em tudo que desejar e nada está estático em você, nada é definitivo em sua psique ou já nasceu com programação prévia, seguindo rota única. Em se tratando de ser humano, a única coisa que não é mutável (pelo menos até este momento) é o caráter

– o resto pode ser trabalhado, remodelado, modificado, fundido e reciclado em você. E isso é maravilhoso!

Se você acha que não é tudo aquilo entre quatro paredes e que essa é uma questão diretamente ligada à sua natureza hormonal, você se engana. Pense diferente e você será diferente! Conviva com as pessoas certas e conecte-se a pensamentos livres, a ideias positivas, a movimentos sensuais, a atitudes autênticas e com visão inovadora.

Talvez o meio em que você viveu até hoje não tenha permitido que o seu poder de sedução viesse à tona, mas este livro é o caminho para a sua libertação.

É por uma imposição cultural que durante milênios os homens foram mais bem preparados mentalmente para caçar e para montar estratégias de sobrevivência. Afinal, o meio sempre os incentivou a isso, portanto não poderia ser diferente quanto ao fato de eles terem essa melhor preparação para a estratégia da sedução. Mas, como falei, você poderá ser muito melhor!

Entenda que seduzir é uma arte, um jogo, um negócio. Em todo jogo há uma estratégia e um vencedor. O vencedor é aquele que seduz, é aquele que arma um plano de ataque e torna o outro seu refém emocional. Não estou dizendo para você se transformar em uma mulher fria e que materializa sentimentos, até porque jogar nos relacionamentos significa entender a natureza do outro e se comportar de acordo com ela.

Aquela mulher que diz que quer que as coisas aconteçam naturalmente, como se fossem por acaso ou pela força do destino, sem forçar nada e esperando que tudo seja de livre e espontânea vontade, está usando nada mais nada menos do que um disfarce para a preguiça e a acomodação. Se você pensar dessa forma, fracassará no jogo da conquista e da sedução e será sempre a seduzida das suas histórias de relacionamento. E, aviso, quem tem preguiça não precisa de inimigos.

Vou passar a primeira regra para quem quer aprender a seduzir os homens: tire da cabeça que o amor é um campo sagrado, abençoado por Deus, iluminado pelos anjos e onde somente a verdade absoluta e a pureza devem reinar, porque onde a verdade absoluta reina não existe sedução. A sedução está no oculto, no mistério, nas meias palavras, nas frases indiretas, e não naquilo que é explícito. As pessoas que se especializam na arte da sedução entendem e usam palavras subjetivas, nunca deixam totalmente às claras o que pretendem e muito menos falam abertamente sobre seus sentimentos e fraquezas. Confesse, amiga, você fez isso inúmeras vezes, não é? Abriu sua bocona para se expressar honestamente. E agora, concorde comigo, isso não deu muito certo ou simplesmente iniciou a queda amorosa conforme você foi sendo supersincera e falando dos seus mais nobres sentimentos, intenções e sonhos, não é mesmo?

Aquela que domina a arte de seduzir aprende a deixar palavras no ar e ideias vagas. Isso faz parte da tal purpurina que encanta as pessoas seduzidas, é o que chamamos de fetiche do mistério. Seja misteriosa e conquiste o mundo, principalmente o masculino.

E vou ser ainda mais esclarecedora: quem tem pena não seduz, é seduzida. Jogue, amiga, e não tenha o menor dó. É a pena que faz com que as mulheres seduzam em menor proporção em relação aos homens. Seduzir implica causar leve sofrimento emocional no outro em alguns momentos do relacionamento, e tudo que a maioria das mulheres quer é trazer conforto emocional a todos, principalmente aos homens. Portanto, o que praticamente elas fazem de imediato é tentar deixar o outro seguro e confortável.

É que lhes foi ensinado ao longo dos séculos a nunca serem "más". Ensinaram as mulheres a serem boazinhas, obedientes e principalmente a não fazerem ao próximo o que não querem para si mesmas.

Acontece, minha amiga, que para de fato seduzir você terá de causar, no início, angústia, desespero e sofrimento emocional ao homem desejado. Tenho certeza de que muita mulher, neste momento, sentiu uma pontada no peito, sentiu seu coração quase ser cortado, só pelo pensamento de que possivelmente irá, em algum momento, fazer um homem sofrer. Saiba que isso é para o bem do relacionamento, pois ele precisa valorizar você, é bom para estimular a paixão dele por você. Ele precisará disso para se conectar a você. Concordo que é um pouco ridículo ou até, quem sabe, muito ridículo, mas é inegável. Veja por você mesma quantas vezes isso aconteceu na sua vida. Você simplesmente estava ficando com alguém ou iniciando um relacionamento e a pessoa, do nada, desapareceu ou esfriou, você ficou desesperada porque poderia estar perdendo a pessoa e então se apaixonou mais ainda por ela. É ou não é?

E tem mais: qualquer pessoa, ao ser rejeitada, homem ou mulher, fica obcecada. É incrível!

Se ele se sentir seguro e confortável ao seu lado, vai achar que você é a mãe dele e, portanto, uma mulher sem graça, desprovida de paixão e por quem ele não sente tesão, apenas carinho e afeto. E aqui, neste livro, nós falamos sobre uma coisa chamada **enlouquecer um homem na cama e fora dela**! Não vou ensinar a fórmula do amor fraternal porque tenho certeza de que o que você quer de fato com este livro é que um homem rasteje por você, de quatro e uivando pelo seu nome, não é, amiga?

Em alguns momentos, menina má, conscientize-se, você precisará fazer seu homem chorar, achar que perdeu você, terá de deixá-lo inseguro e confuso em relação às suas atitudes e intenções, e precisa fazer isso sem a menor culpa. Acredite, às vezes é muito bom ser mau. Isso somente trará benefícios à relação de vocês, principalmente para a dependência emocional dele por você e, portanto, para o seu poder sobre ele. Sim, amiga, o seduzido é sempre aquele que acaba caindo na dependência emocional do outro. E aí, você quer ser seduzida ou seduzir?

Para que ele se apaixone, perca o controle, rasteje aos seus pés e fique louco por você, inevitavelmente você terá de dizer uma coisa e fazer outra, deverá mostrar a ele um terreno inconstante, arenoso, empolgante e difícil de atravessar. Ele não lhe dará o menor valor se for fácil conquistá-la. Porém, se for um terreno difícil ou, mais ainda, se o objetivo for visto como o pico de uma montanha, então ele se sentirá incentivado e desafiado mais ainda a ir atrás de você. Seduzir um homem é dar a ele a oportunidade de conquistá-la através de muita dificuldade, alternando momentos de aflição e satisfação.

Na prática, o que você deve fazer? Dizer a ele, quando estiverem em momentos de intimidade, que gosta de estar com ele (não dizer que gosta dele, mas de estar com ele). Quando não estiverem juntos, você deverá agir como se ele não existisse. Isso o deixará confuso, pois suas palavras não serão condizentes com suas atitudes. Se ele lhe mandar um e-mail ou mensagem, não responda prontamente, demore até o outro dia, dê uma resposta curta e não seja nada melosa. Se ele disser que adora você, apenas diga: "Então tá... rsrsrs". Mas não retribua as palavras, esqueça, aqui não cabe generosidade, mesmo que trinta minutos atrás você tenha dito que gostava de estar com ele.

Saiba que dizer "eu te amo" ou "eu te adoro" está terminantemente proibido se estiver saindo primeiro da sua boca. Somente depois de muito tempo que ele disser isso para você é que você dirá a ele. Não retribua de pronto. Sabe por quê? O tesão dele diminui na hora em que ouve isso e muitos homens dizem as três palavrinhas mágicas às mulheres sem sinceridade, somente para mensurarem quanto já conseguiram com elas e se as conquistaram. Acredite, geralmente os homens enganam no amor para conseguir sexo, enquanto as mulheres enganam no sexo para conseguir amor.

Se um homem lhe disser que te ama depois de poucos dias de relacionamento, é provável que ele esteja mentindo. Portanto, não anseie por vê-lo calmo e tranquilo em relação a você. Ele não estará mais aos seus pés no dia em que isso acontecer.

Segunda regra importante: quem seduz não tem medo de perder. Entenda que nenhum homem vale mais do que você. Nenhum homem é insubstituível e não existe somente um único grande amor na vida da gente. Amamos muitas vezes, independente da idade. Responda-me: quantas vezes você achou na vida que ia morrer de amor e incrivelmente não morreu? Ou, então, quantas vezes você achou que determinada pessoa tinha sido "destinada" por Deus para estar com você para todo o sempre para logo depois você descobrir que não tinham nada a ver um com o outro? Inúmeras...

Incontáveis. Ou, ainda, quantas vezes você achou que seria incapaz de amar o próximo homem mais do que amava o seu atual, para então descobrir no relacionamento seguinte que o amor é maior e que o sentimento passado era quase nada?

E assim será, para sempre. Portanto, jamais se desespere nem deixe sua mente se abalar pensando que determinado homem é sua grande chance de ser feliz no amor, porque, na verdade, você é que é a grande chance de muitos desses homens serem felizes. Pense comigo: se esse homem se for, outros mais virão. Homem não falta. Estatisticamente, no Brasil há 98 homens para 96 mulheres, ou seja, essa diferença é mínima, e no Acre, inclusive, está sobrando homem. E se existem homens gays, existem mulheres lésbicas para compensar a balança. E no mundo nascem mais homens por dia do que mulheres. O espermatozoide que leva o XY (que gera o ser masculino) é mais rápido por ser mais leve na hora de nadar e fecundar um óvulo do que o espermatozoide que leva o XX (que gera o ser feminino). Por isso, sem desespero e sem ficar acreditando em frases clichês e irreais que são passadas de boca em boca, sempre se pergunte se o que lhe dizem é verdadeiro e faça reflexões sobre isso.

Uma observação importante: caso você esteja com sua mente fixa nos pensamentos em relação a um determinado homem, achando que irá perdê-lo e com medo de que ele seja o tal "enviado de Deus" que partirá, fazendo com que você sinta desespero, saiba: a maioria das obsessões tem origem na rejeição – é quase uma lei, a pessoa rejeitada fica obcecada e, portanto, desesperada. A maioria dessas pessoas pensa que ama, mas não ama, e o desespero é pela situação e não pelo outro. Ter consciência disso evita que a pessoa fique obcecada.

Uma verdade em relação ao amor que se propaga de boca em boca é a de que um amor nunca é igual ao outro. Acredite nisso, porque o que faz você amar determinada pessoa é o detalhe que você encontra nela e que não encontra em outras pessoas. O sentimento que você gera por essa pessoa oferecerá a sensação de ser único também. Por isso um amor é diferente do outro.

Agora que você sabe que não há motivo para estar no estilo "matando cachorro a grito" e que homem não é algo em falta no mundo, sabe que o outro não é o único, não está em extinção e não é fundamental para sua sobrevivência, diga-me, amiga, ter a consciência disso não é libertador? É o ponto-chave para que você tenha autoconfiança, que é outro grande fator que torna uma mulher sedutora.

Uma vez que você já sabe que sedução é um jogo e um negócio, então, amiga, você sabe muito bem que o "produto" que deseja não pode ser valorizado por você a olhos vistos, você não pode demonstrar. Sempre que um comprador hábil deseja determinado objeto, ele faz de conta que não tem muito interesse, até mesmo porque sabe que a vida é um mar de oportunidades e não acredita que o cavalo passe uma única vez encilhado na sua frente. Se não dá aqui, dá ali. Então, nada de desespero! Mantenha-se sempre calma. Se a angústia pegar você em algum momento e sua mente começar a trilhar o caminho do desespero por um homem, vá arranjar o que fazer! Ocupe sua mente, não corra atrás de homem algum, coloque um par de tênis nos pés e vá fazer uma corrida para queimar as calorias, que é mais saudável do ponto de vista físico e emocional.

Outra regra muito importante da sedução: **o sexo não estará explícito entre vocês, mas implícito**, e isso é parte fundamental no processo de envolver um homem de forma mental a ponto de ele não parar de pensar em você.

Na prática, o que significa isso? Faça o homem pensar que em algum momento haverá sexo entre vocês sem que você diga isso de forma clara.

Talvez você queira me perguntar se uma mulher é capaz de enlouquecer um homem mesmo sem fazer sexo com ele. É, sim! Tenha certeza, ele está ficando enlouquecido pela fantasia do que poderá ser o sexo com ela ou pela promessa de sexo que ocorrerá algum dia. Um homem não se apaixona e não perde a cabeça por uma mulher se não estiver implícito entre eles que ela terá relação sexual com ele e que isso pode ser incrível. Aceite, é a verdade.

Eu gostaria muito de dizer a você que um homem é capaz de amar, se entregar, ser louco e ficar aos pés de uma mulher sem nenhum desejo sexual por ela, porém, minha amiga, eu sei que isso não existe, e, se existir, fuja, porque o indivíduo é um extraterrestre. Até mesmo um homem com grave problema de ereção vai querer ter sexo, seja ele de que tipo for e, por favor, não acredite em alto grau de espiritualidade que retira o desejo sexual do corpo da pessoa, porque só o que diminui o desejo é hormônio desregulado, falta de hormônio ou estresse. Se a pessoa for mentalmente saudável e não estiver passando por nenhum problema de ordem física ou psicotraumática, ela sentirá desejo.

Eu gostaria muito que fosse possível um homem amar loucamente e pirar por uma mulher sabendo que jamais fará sexo com ela, no entanto isso é irreal. Um homem pode amar uma mulher com quem não faz sexo, mas é um amor fraternal, e aqui estou falando sobre enlouquecer um homem e fazê-lo arder de desejo por você. Eu tenho a obrigação de ser honesta com você: sem sexo não vai haver homem rastejando aos seus pés.

Será o processo de sedução, acompanhado de sexo enlouquecedor, que fará o homem cair de quatro por você, não há outra forma. E é necessário que você entenda que a sedução é um processo psicológico que antecede e transcende o conceito de sexo. Táticas de sedução são artifícios psicológicos e físicos que fazem com que você penetre mentalmente os pensamentos do homem desejado, e não necessariamente fazer sexo ardente é o mesmo que seduzir.

Um homem pode se sentir atraído sexualmente por uma garota de programa, ele a possui ou vice-versa, ela faz todas as posições, dá a ele a possibilidade de um orgasmo fabuloso e depois, quase sempre, o interesse por ela se dissipa. Isso acontece porque foi apenas sexo, um desejo carnal provocado e desvinculado de predação mental, que, ao ser satisfeito, se esvai como poeira ao vento. Mas se a garota aplicar a sedução após o sexo, pode apostar que esse homem terá a tendência a voltar aos braços dela. E mais fortemente ainda se ela tiver aplicado a sedução antes e continuar a aplicar depois. Seduzir é diferente de excitar. Uma panicat, por exemplo, excita, mas não necessariamente seduz. Uma mulher não necessariamente perfeita de corpo, mas interessante e com atitude, essa sim seduz o homem. Tenha calma; a pressa e a ansiedade de determinar o que deve ser e o nome da relação que vocês terão assustam os homens. A mulher sedutora é aquela que não faz questão de que as coisas sejam para todo o sempre ou que se estabeleçam de forma rápida e segura, simplesmente ela não faz questão de nada. Uma mulher sedutora não fala em futuro, ela vive apenas o momento. As mulheres, como estão sempre buscando segurança, tornam-se maçantes. O que é certinho não é visto pelos homens como algo sedutor. Eles querem correr riscos, o perigo os seduz. Eles podem até casar com a moça boa, correta, podem até achar que assim estão fazendo certo, afinal o lado racional de um homem o chama para isso, mas o que você quer é o coração dele, certo? Acredite, homens que se casam com mulheres só porque elas são boas para casar acabam dando seu coração a outra, sendo seduzidos por outra.

Sedução é um processo longo e demorado, e quanto mais lento e demorado for, mais você penetrará a mente do homem. O pensamento aqui é puramente estratégico. Você precisa estar sempre um passo à frente do homem, jogando poeira nos olhos dele e deixando-o em desequilíbrio. O mistério é a alma da sedução e o que você precisa fazer é estar sempre surpreendendo. Para ser sedutora você deve se transformar em uma grande jogadora, e para isso não há improvisos, há estratégias estabelecidas. No mundo, tudo é feito às pressas, de qualquer jeito, de maneira improvisada, portanto você precisará fazer diferente. E quando você finalmente quebrar a resistência, sua vítima ficará completamente apaixonada.

Amiga, agora que você já sabe que sexo é algo importante no processo de sedução, embora não seja o único fator, precisa começar a descobrir quanto é bom, quanto pode ser benéfico, quanto vai trazer satisfação pessoal e fazê-la se sentir poderosa se gostar realmente de sexo.

Sabe quem gosta de matemática? São as pessoas que entendem de matemática. Sabe quem gostará de sexo? Quem entender de sexo! Com este livro você vai descobrir e entender o real sentido do sexo e do prazer, vai se sentir mais à vontade com o assunto e poderá obter melhores resultados. Poder é um grande ganho, entre vários outros, é claro. Mas é bastante significativo, não vamos negar. Então, se você não gostar de sexo, com certeza vai gostar do poder que ele lhe dá e obviamente irá querer fazer. Engraçado, mas pense comigo: quem tem poder não quer deixar de tê-lo.

O desejo de toda mulher, antes mesmo de ser boa de cama, no fundo é seduzir os homens e ter poder sobre eles. É isso mesmo, os homens querem conquistar e ter poder sobre o mundo, mas as mulheres querem conquistar e ter poder sobre os homens.

E vamos ser bem honestas uma com a outra. As mulheres fazem sexo, muitas vezes, muito mais porque gostam de exercer o poder de sedução sobre os homens do que pelo ganho de orgasmo ou prazer sexual. E tanto é verdade que elas fazem sexo antes do casamento, conquistam os homens, e depois que casam deixam de fazer. Tanto é verdade que muitas vezes fingem gostar de um sexo que é tedioso exatamente porque esse não é o foco principal delas – o foco principal é ter um relacionamento, ter um homem junto de si, e o sexo acaba fazendo parte do pacote. Aturar um sexo meia boca ou encarar tudo como aquele momento chato e teatral, mas que infelizmente acaba fazendo parte do "pacote casamento", torna-se comum, porque sem sexo não se tem homem algum.

Neste livro, no decorrer dos ensinamentos da parte prática que serão passados a você mais adiante, você vai descobrir que o sentir-se PODEROSA dará espaço ao SENTIR PRAZER e que o poder será consequência do entregar-se de corpo e alma ao sexo (veja, não falei entregar-se ao homem), porque quando um homem percebe que você é capaz de sentir prazer sexual de verdade, seja lá por quem for, minha amiga, ele fica absolutamente louco por você!

Meu maior alerta a você, que vai exercer e sentir esse poder nas mãos, é o de saber usá-lo de forma positiva, sem tornar-se uma mulher canalha e centrada na satisfação do seu ego.

E você sabe qual é a linha que separa a mulher sedutora da mulher canalha? É justamente o objetivo que a leva a seduzir um homem. Ela é sedutora sem ser canalha quando destinar a sedução ao homem sem querer seduzir a tudo e a todos apenas para provar a si própria e ao resto das mulheres do mundo o tamanho do poder que ela tem, inflando o seu próprio ego, ficando cega e buscando essas autoafirmações sem se importar se está ou não brincando com o sentimento alheio. O homem despreza a mulher quando descobre que o ego era sua real intenção, assim ela deixa de ser vista como mulher sedutora e poderosa. Ele fica com raiva e se vinga (dela ou em outras).

Saiba que um homem pisado, usado e humilhado irá descontar, muitas vezes sem perceber, em outras mulheres com quem terá relacionamentos futuros.

Por exemplo, na juventude, um homem rejeitado ou que passou por uma grande decepção amorosa, ao ter certeza de que foi usado, tende a se vingar em outras mulheres e pode inclusive se transformar em um psicopata do coração. Portanto, por uma questão de responsabilidade social e de consciência humana, não seduza apenas para se sentir engrandecida. Ninguém deve brincar com o coração alheio apenas por brincar. O que para você é apenas diversão, para o outro pode ser uma tragédia emocional.

Jogamos estrategicamente e de forma séria com quem queremos de verdade. Por isso, sempre que iniciar uma estratégia de sedução, pergunte-se: por que quero seduzir esse homem?

A sua resposta é muito importante, pois ela determina o seu caráter e o saldo da sua conquista. Saiba que, às vezes, quando se ganha, se perde. Nem toda conquista bem-sucedida será de fato positiva para a mulher sedutora, principalmente se ela errar o alvo, ou seja, se ela escolher mal o homem e se o motivo da sedução for fútil, caprichoso e banal.

Modelos e estratégias

Existem manobras que podem ser usadas para que o homem rasteje por você. E eu vou ensiná-las! Depois de ler este livro, você será uma mulher completamente diferente.

Agora, vamos lá, na vida a gente segue modelos, certo? Vamos observar então quem são nossos modelos de sedução no mundo, ver o que deu certo e aprender com essas grandes sedutoras. Vamos saber quais eram os métodos usados por essas mulheres encantadoras. E entenda métodos aqui como estratégias de um jogo. Como meios de conseguir de forma correta a atenção e o coração de um homem. E sem a menor culpa de se lançar ao jogo, hein? Já combinamos isso!

Porque, minha amiga, até hoje, do seu jeito, sem jogar nadinha você só se deu mal, tanto que está aqui comigo... E você sabe quem são as mulheres que vamos considerar como nossos modelos de sedução, como as Top Seduction da humanidade?

São elas: Cleópatra, Ana Bolena, Josefina e Marilyn Monroe.

Elas são nossos modelos a serem seguidos e suas táticas são nossos métodos. De forma impressionante, todas elas utilizaram os mesmos métodos. Apesar do fim trágico de algumas delas, é inegável que deram certo no quesito sedução máxima, pois levaram homens poderosos à verdadeira loucura em seus braços.

Saiba que para cada tipo de homem existe um tipo de sedutora capaz de conquistá-lo. E nós poderíamos discorrer horas e horas sobre os mais variados tipos de mulheres sedutoras. No entanto, vamos nos deter especialmente em um padrão de comportamento, que são as Top Seduction, porque esse tipo de mulher leva praticamente todo e qualquer homem que queira para a cama e para a teia dela. Sim, esse tipo de mulher devora os homens.

Cleópatra, por meio da sedução, manteve-se rainha do Egito. Perder o trono foi uma questão de ganância, não de falha ao seduzir.

Ela se casou com o irmão quando seu pai morreu, logo em seguida ficou viúva. Historiadores afirmam que ela o assassinou para ficar com o trono somente para si (por favor, não é nesse aspecto que você deve se espelhar, mas nos demais), e para se garantir nesse posto ela seduziu o governante de Roma, Júlio César, tornando-o seu aliado. E sabe como ela o seduziu? Um dia, quando ele foi a Alexandria visitar a cidade, Cleópatra enrolou-se em um tapete e pediu que um servo a levasse até ele. Chegando lá e pensando que se tratava de um presente egípcio, Júlio César desenrolou o tapete – eis que surge de dentro dele Cleópatra, completamente nua, aos 18 anos, que ao avistá-lo disse: "Eu fiquei sabendo de suas inúmeras conquistas amorosas e quis conhecê-lo". Adivinhe. Aquele homem ficou seduzido pela ousadia e inteligência de Cleópatra, que o levou a um passeio pelo Nilo e fez um filho com ele, garantindo a aliança Roma-Egito e portanto o império egípcio para ela. Quando Júlio César foi assassinado, Cleópatra se viu às voltas com a possível perda do trono, então resolveu seduzir Marco Antônio, um dos novos governantes de Roma, que se apaixonou perdidamente por ela. Marco Antônio inclusive largou a esposa para ir viver com ela no Egito e lutar contra aquele que era seu país de origem, tudo porque Cleópatra o dominava mentalmente através da sedução. Ela acreditava que, por ter tido um filho com Júlio César, o império romano também lhe pertencia. No entanto, o regime político de Roma era diferente do regime do Egito.

Marco Antônio, ao se aliar a Cleópatra, ganhou a rejeição romana e foi considerado inimigo. Cleópatra passou então a ser conhecida como prostituta do Egito. Otaviano, governante de Roma na época, declarou guerra contra ambos e acabou vencendo a batalha. Marco Antônio se suicidou por achar que Cleópatra havia sido capturada, e ela, sem tempo de conseguir fugir para a Índia, optou por se suicidar usando uma cobra venenosa enquanto o exército de Otaviano batia à sua porta.

Ana Bolena, outra sedutora famosa, era uma cortesã educada na França que se tornou amante do polêmico rei Henrique VIII. Através do seu poder de sedução, Ana Bolena manipulou o rei para que ele se divorciasse da rainha Catarina de Aragão e se casasse com ela, tornando-se assim rainha da Inglaterra. O rei pediu o divórcio, porém, como este lhe foi negado, ele mesmo fundou a Igreja Anglicana, destituindo o poder da Igreja Católica e deixando inclusive que Ana Bolena tomasse a decisão a respeito de quem seriam os cargos na nova igreja. Como ela conseguiu fazer com que o rei realizasse tantas mudanças políticas e religiosas enquanto estava com ela? Seduzindo-o. Inclusive, em dado momento da sedução, ela colocou o relacionamento a perder, negando-se a ser somente amante dele e pedindo para não vê-lo mais, o que o deixou enlouquecido. Enquanto todas as outras mulheres o desejavam, ela o desmerecia. Ana Bolena teve um fim triste – ela foi vítima de um golpe político e acabou sendo decapitada em praça pública.

Josefina de Beauharnais, mais conhecida como Josefina de Napoleão, embora o mais coerente fosse dizer Napoleão de Josefina, devido ao poder dela sobre o imperador, foi a musa inspiradora e o grande amor de sua vida. Há cartas entre os dois reconhecidas como registro histórico em que, comprovadamente, Napoleão é visto como um homem obcecado e apaixonado. Há cartas, inclusive, em que ele relata um diferencial que marcou o início de seu interesse por Josefina – ela era totalmente indiferente a ele. Além do mais, consta que ela era bipolar – ora parecia amá-lo, ora parecia ignorá-lo, o que definitivamente deixava Napoleão louco por ela. Eis um trecho de uma das cartas, datada de 1796, que comprova o fato:

> *Não passo um dia sem te desejar, nem uma noite sem te apertar nos meus braços; não tomo uma chávena de chá sem amaldiçoar a glória e a ambição que me mantêm afastado da vida da minha vida. No meio das mais sérias tarefas, enquanto percorro o campo à frente das tropas, só a minha adorada Josefina me ocupa o espírito e o coração, absorvendo-me por completo o pensamento. Se me afasto de ti com a rapidez da torrente do Ródano, é para tornar a ver-te o mais cedo possível.*
>
> *E, no entanto, na tua carta de 23, tratas-me com indiferença, chamando-me de senhor! Que mazinha! Como pudeste escrever-me uma carta tão fria? E depois, entre os dias 23 e 26 medeiam quase quatro dias: que andaste tu a fazer, por que não escrevestes a teu marido?... Ah, aquele tratamento de "senhor" e os quatro dias de silêncio levam-me a recordar com saudade a minha antiga indiferença. (...) Isto é pior que todos os suplícios do Inferno. Sinto uma profunda tristeza, e assusta-me verificar a que ponto está rendido o meu coração.*

Não tenho dúvida alguma de que uma das preocupações de Napoleão era sobre o fato de não ter certeza sobre o que Josefina fazia quando ele não estava por perto. Há uma grande preocupação dele ao perguntar o que ela andaria fazendo nos quatro dias em que esteve desaparecida. Napoleão estava em meio a uma guerra e quem mais ia ficar preocupado com uma possível traição ou em escrever uma carta de amor quando se está prestes a morrer? Somente alguém obcecado, muito apaixonado e enlouquecido!

Esse era o segredo dela – não somente de Josefina, mas de Cleópatra também: elas não davam tanta satisfação da vida, e isso deixa qualquer homem desorientado. Ele percebe que não tem poder sobre você e fica a imaginar que a qualquer momento outro poderá ocupar seu lugar.

Cleópatra e Marilyn, de repente, mudavam. Repentinamente tornavam-se frias, repentinamente pareciam ser independentes e de certa forma bipolares, o que confundia os homens. Era tudo e de repente era nada. É a tal história da cordinha que puxa e estica, puxa e estica. Então os homens corriam atrás delas tentando resgatar o posto de onde haviam sido repentinamente destituídos.

Ninguém quer deixar o poder, ninguém quer deixar o trono, ninguém quer deixar de ocupar o coração de alguém. Agora que você sabe disso, aproveite. Aprenda a lição de uma vez por todas e jogue, simplesmente deixe o outro pensando que a qualquer momento poderá surgir na sua vida alguém mais importante ainda. Aliás, sinta-se importante e à altura, sinta-se como uma estátua a ser admirada e que o homem que você deseja venera – aja assim e assim será.

Não é somente o que você é, mas a forma como você se impõe também diz muito sobre você ou, melhor ainda, diz muito sobre a maneira como irão vê-la e o tipo de poder que lhe darão. Sabe quem fazia isso? Marilyn Monroe, nosso quarto modelo de mulher sedutora.

Sim, ela usava exatamente essa estratégia. Quer saber? Ela não era tão forte mentalmente nem tão equilibrada e com autoconfiança invejável. Pelo contrário, hoje sabemos que uma das mulheres mais desejadas do mundo na verdade era insegura, carente e emocionalmente frágil. Só que ela tinha um diferencial: ela se disfarçava daquilo que queria que os outros pensassem dela. Ela vestia uma fantasia perfeita e interpretava um personagem. Se você não é, interprete. Com o passar do tempo você saudavelmente irá acreditar na sua própria mentira, até que sua mentira se torne a sua verdade. O problema de Marilyn foi que ela não teve tempo, aliás, ela não teria. Na verdade, não consigo ver outro fim para ela se não o suicídio imediato ou o suicídio lento e progressivo, com drogas ou álcool. Porque, ao contrário de Cleópatra, Josefina e Ana Bolena, Marilyn era vazia e se apoiava apenas em uma beleza fabricada, que com o passar do tempo se esvairia e ela não saberia lidar com isso. Já Cleópatra, por exemplo, se manteria sedutora até o fim de sua vida, mesmo que tivesse 100 anos. Porque, como falei, sedução é uma arte que independe de beleza, depende totalmente da mente.

A beleza causa um efeito inicial, mas não se mantém. Ajuda no início, mas é descartável se a pessoa não souber jogar.

Responda-me: você acha que essas quatro mulheres eram lindas? Estavam acima dos padrões de beleza? Eram fabulosas e exuberantes? Vou responder honestamente: não. Ponto final.

Cleópatra era feia de doer. Veja as moedas egípcias que sobraram com o rosto dela, um dos poucos registros, já que, quando Roma venceu a guerra, queimou e destruiu quase tudo referente a Cleópatra, na tentativa de apagá-la da história. Saiba mais, ela era pequena, nada parecida com Liz Taylor, que a interpretou no famoso filme *Cleópatra*. Ela era ruiva, tinha os cabelos cacheados, não era de fato 100% egípcia, mas descendente de gregos, mais precisamente de Alexandre, o Grande. O poder de sedução dela era tão grande que conseguiu ocupar um lugar que seria praticamente impossível para uma mulher que não fosse 100% egípcia.

Se você vir as fotos de Marilyn antes de se fantasiar de diva, ficará chocada. Procure na internet – algumas delas são de uma beleza comum e natural, ela poderia inclusive passar despercebida na multidão. No entanto, Marilyn era esperta, tanto ela quanto as demais Top Seduction, mas a loira se enfeitava. Esse era seu truque –

ela se enfeitava, e muito. Tentava parecer algo irreal, algo como um sonho de consumo, algo fantasioso.

O mesmo se dizia de Cleópatra, que mesmo sem ser bela vivia enfeitada, cabelos arrumados, usava joias, olhos pintados e estava sempre perfumada. O ponto fraco do homem é o visual, esse é o seu calcanhar de aquiles.

Elas pareciam disponíveis na vida para os deleites do sexo e do amor, tanto Cleópatra quanto Marilyn, Josefina e Ana Bolena, desfilando sensualidade por onde passavam. Com raríssimas exceções, mostravam o corpo de forma direta, mas apenas uma parte, para instigar o mistério.

No jogo da sedução o seu perfume deverá ficar no ar. Você sabia que foi com Cleópatra que a perfumaria começou? Ela usava um preparado de flores e água e todos falavam do seu delicioso odor.

E você provavelmente se lembra da Marilyn e seu famoso Chanel nº 5. Então, escolha um perfume marcante, que não tenha cheiro de criança e que seja intenso, que entre no nariz de quem você deseja e que desperte os sentidos quando você se aproximar. Mais à frente você verá que química é algo que pode muito bem ser produzido no outro.

Sua voz também ajuda muito no poder de sedução. Os papiros que sobraram do Antigo Egito falavam da voz de Cleópatra – era suave, calma, ponderada e gostosa de ouvir. E a voz da Marilyn, você se lembra dos filmes antigos? Se você não lembra, procure no YouTube e você ouvirá uma voz beirando a inocência, como se ela tivesse acabado de despertar.

Quando estiver na presença de quem você quer seduzir, por mais louca, eloquente e frenética que você seja, reproduza uma voz suave e macia, tranquila e doce, o mais doce que você puder, e de certa forma faça essa voz parecer manhosa.

Nenhuma voz estridente é sedutora, nenhuma voz em tom alto é sedutora, nenhuma voz histérica seduz homem algum sobre a face da Terra. Verdade absoluta.

A voz melosa e manhosa anestesia o ouvido de qualquer homem. E não pareça de jeito nenhum ser uma ratazana esperta quando estiver perto de um homem, ok? Inteligente sim, esperta não. Porque, se ele sacar que você é esperta, que está jogando com ele e que pode envolvê-lo, ele se armará, se protegerá e muito do seu encanto será perdido. No entanto, se você parecer inocente, irá pegá-lo desprevenido, e, quando ele se der conta, já estará todo enrolado em você. Diga a ele que você detesta jogos nos relacionamentos, que acha isso ridículo e que tem pouco tempo a perder.

Nenhuma dessas Top Seduction mencionadas era mais especial que você, abençoada por Deus ou tocada por um dedo mágico. Essas mulheres foram feitas tal qual você – a única coisa que as difere de você são as atitudes. E se elas puderam, saiba que você também pode!

Outro fator importante a ressaltar é o quesito ousadia sexual. Isso é substancial na arte de enlouquecer um homem. Lembre-se da ousadia de Cleópatra ao se desenrolar nua de dentro de um tapete. Sabe-se também, pelos registros históricos, que ela era livre sexualmente, que gostava de sexo e que havia aprendido a arte com as sacerdotisas. Além disso, gostava de estar com vários homens ao mesmo tempo. Não estou dizendo que você deve largar este livro e sair correndo para uma casa de *swing*. Estou dizendo que você tem de se abrir para novas experiências e sair do comum, nem que seja um pouco. Nada que ultrapasse o seu limite emocional. Mas se você nem ao menos ficar de quatro, obviamente um homem não ficará de quatro por você.

E quanto a Marilyn, você lembra qual foi a ousadia dela? Bem, ela foi a primeira mulher a sair nua na capa da *Playboy*. Sim, ela estampa o exemplar número 1. E a ousadia sexual deixa os homens malucos! Uivando feito doidos!

Prepare-se para fazer coisas diferentes e gradualmente. Não se preocupe com isso, tudo vai fluir de forma natural e aumentar lentamente o grau de ousadia, até que você não tenha mais vergonha. É uma questão de estágio. Sabe por quê? Porque ninguém é virgem hoje e faz sexo em lugar proibido e público amanhã, pelo menos não de forma normal. Lentamente as pessoas vão evoluindo.

Táticas simples para fazer um homem se apaixonar

É mais fácil do que você pensa e supersimples. Primeiro, entenda, ninguém se apaixona por alguém que não admira. Então, você tem de ser admirável aos olhos dele e ter um valor agregado que as outras pessoas à volta dele não tenham.

Tática 1: causar o efeito purpurina aos olhos dele é mais simples do que você pensa, e eu falo "efeito purpurina" porque é exatamente o que acontece no momento da paixão – a pessoa vê você brilhando, mais do que ela própria. Para que isso aconteça, faça o seguinte: procure por ele em redes sociais, estude o Facebook dele do início ao fim e faça uma análise sobre o perfil psicológico dele.

Seu objetivo é descobrir do que ele gosta, do que não gosta e quais são suas características emocionais mais fortes. Sim, você será uma hábil investigadora, portanto faça isso com paciência – é como montar um quebra-cabeça de 1.000 peças, tem de ter tempo e observar detalhes. Pouco diz muito sobre uma pessoa.

Você precisará estipular quais são as três qualidades e os três defeitos dele. Preste atenção, você precisa ter as três qualidades principais dele a fim de que ele se sinta conectado a você. Por exemplo, se ele é divertido, você terá de ser divertida também. Se ele gosta de estudar, você também deverá gostar de estudar. Se ele é um bom ouvinte, você deverá ser uma boa ouvinte também. Quanto mais similaridade você tiver com os aspectos positivos dele, melhor para você. Ele tem de se sentir uno com você. Sabe aquela emoção que você sente quando encontra alguém que gosta das mesmas músicas, vai aos mesmos lugares, curte aquilo que você curte? Então, o que você pensa primeiro é: "Puxa, essa pessoa tem tudo a ver comigo!". É assim que ele deverá pensar.

Segundo passo: você precisa descobrir quais são os três principais defeitos dele e ter exatamente o oposto desses defeitos, dos quais ele tem consciência. Porque, nesse caso, ele vai passar a admirar você. Ou seja, se ele é um cara impaciente, você será paciente. Se ele é um cara desastrado, você será habilidosa, se ele é um cara introvertido, você será extrovertida. A timidez sempre será vista como uma característica negativa, nunca como qualidade. E o fato de você ter o oposto dos defeitos dele irá fazer com que ele lhe confira poder, que a deseje e admire. Portanto, você vira algo fascinante aos olhos dele.

Tática 2: outra coisa que funciona muito bem na arte da sedução é o espelho. Você deve ser o reflexo psicológico dos homens, ou seja, seu espelho emocional sem ser seu espelho físico.

Vou explicar melhor: você tem de ser extremamente feminina fisicamente, no entanto tem de ter características emocionais e comportamento masculinos. Em outras palavras, ser feminina, porém extremamente livre.

Sabe o que acontece no final das contas? Ele acaba se vendo no espelho e se apaixonando pelo seu próprio reflexo, estabelecendo assim aquilo que anteriormente chamamos de conexão.

Exemplo: na prática, você sai para jantar com um homem, ele pergunta sobre o seu objetivo de vida e daí você responde: "Quero conhecer e viajar o mundo". O cara cai do cavalo. Ele pensa: "Que mulher diferente!".

Saiba que essa é a resposta certa de se dar, porque quando você fala "Quero casar, ter filhos e me dedicar à família", você está passando para ele a mensagem de que você o aprisionará em uma vida chata, monótona e entediante. E, mais ainda, você estará passando a ele a declaração: "Sou uma mulher comum". Mas a mulher, muitas vezes, não diz isso com medo de desagradar ou de que ele desista dela por racionalizar que ela não é apropriada para casar.

Querer fazer tudo para agradar é o que há de mais antissedutor em uma relação. Pareça saber viver bem, de forma livre e independente, e você terá muitos homens atrás de você.

As mulheres mais sedutoras são as que não se importam com o que os outros pensam e o maior mal que uma supersedutora enfrenta é justamente a inveja das outras mulheres, com a qual ela sempre deverá conviver. Esse é o lado ruim de ser uma deusa da sedução.

Um homem nunca sai com uma mulher para jantar pensando: "Será que essa é a mulher com quem vou me casar? Não vejo a hora de ter filhos e ser um bom marido". Ele sai para fazer sexo. O que para a mulher é uma possibilidade de amor, para o homem é uma possibilidade de negócio.

Tática 3: é importante dizer que Josefina, Cleópatra e Ana Bolena trabalhavam o ego dos homens, faziam-nos ficar dependentes emocionalmente delas. Josefina, por quem Napoleão era loucamente apaixonado, o colocou em frente a um espelho e lhe disse: "Eu sei que você pode vencer". Ele tornou-se dependente dela, necessitando de sua aprovação e usando-a como uma forma de manter sua estrutura de força mental. Além disso, ele gostava do fato de que ela o via como um grande homem. Mas lembre-se, você não pode fazer isso com um homem no início do relacionamento. Não na primeira fase da conquista – isso você faz na segunda fase, quando de fato ele já estiver ligado em você.

Os homens são sedentos de brilho. Sugira alguma coisa que ele possa almejar, revele a sua fé em algum potencial inexplorado que você está vendo nele e em pouco tempo ele estará comendo na sua mão. Isso porque homem é feito da combinação ego + testosterona.

Aliás, essa combinação rege a maioria das atitudes de um homem. Por esse motivo, você não deve ser uma mulher fácil, porque a testosterona dele deseja caçar, deseja eleger uma presa e pôr uma estratégia de conquista em ação, a fim de que ele sinta prazer em conseguir. Então, não tire dele esse gostinho – se uma mulher é fácil, ele imediatamente não a quer mais, pois não tem graça.

É por isso que com homem a gente não dá ordem, a gente faz sugestão. Se você bater de frente com ele, irá desencadear uma guerra desnecessária. Se quiser demovê-lo de uma ideia ou fazê-lo arrepender-se de alguma atitude, apenas diga: "Sempre achei você tão inteligente, por que fez isso?", em vez de gritar e dar ordens para que ele nunca mais faça. Entenda essa fórmula básica no homem e tudo será mais fácil.

Acontece que a dose de testosterona deles é mais alta que a nossa. Eles têm entre 300 UI e 900 UI e nós de 0 UI a 90 UI. Sentiu a diferença? Por isso eles tendem a querer conquistar o mundo, por isso sentem tesão de maneira mais rápida e uma simples cruzada de pernas é capaz de deixá-los em ponto de bala, enquanto nós precisamos de um pouco mais. Para fazer o homem se apaixonar você precisará entender e usar bem essa fórmula. E, claro, usá-la a seu favor!

Acontece que os homens, quando estão com outros homens, tendem a ter sua testosterona aumentada. Você já viu que em grupo eles se tornam verdadeiros machos? Pois então, nessa situação eles querem provar uns aos outros – mais do que tudo – quanto podem. Homens não se reúnem para contar problema, homens se reúnem para contar vantagem. É uma mentira deslavada essa história de que não há competição masculina, porque há sim, só que ela se dá de forma mais diplomática. No entanto, deixe que um homem que tem interesse mediano por você a veja sendo paquerada por outro homem e você verá a testosterona dele atingindo picos altíssimos e ele instantaneamente tendo um interesse absurdo por você. É isso que você tem de fazer, amiga, permitir que outros homens a paquerem na frente dele, seja quando saírem ou até mesmo pelo seu Facebook. Vale a pena, inclusive, você fazer um *fake* para se autopaquerar em seu mural dizendo quanto você é linda.

Um homem reconhece muito bem um "rival". Ao sair com ele, produza-se, não para ele, não para você, não para as outras mulheres, mas para os outros homens. Flerte discretamente a fim de buscar o olhar desses outros homens perto de vocês (que sejam desconhecidos, por uma questão de ética, ok?) a fim de que eles procurem você com o olhar. Seu excelentíssimo vai sentir a vibração da atenção a sua pessoa e a testosterona dele irá aumentar. Quer saber? O ciúme é um grande afrodisíaco.

Recapitulando, então quem é a mulher por quem ele vai se apaixonar? É aquela em que ele encontra conexão, que ele admira, que é a melhor amiga dele, que tem boa dose de mistério e com quem ele faz um sexo louco. Ponto final. Essa é a princesa dos sonhos dele. Um homem não quer nada mais do que isso na vida.

E fica terminantemente proibido enviar poesia romântica, mensagens melosas e declarações. Nada disso. Se você tiver de mandar algo para ele, que seja uma piadinha sobre sexo, assim ele se sente a fim de você. Surpreenda-o. Faça o que outras mulheres não fizeram, sempre e sempre, por toda a vida.

Ele lhe enviou um e-mail? Pelo amor de Deus, criatura, não responda na hora. Se puder esperar para responder no outro dia, melhor ainda. E com uma regra bem importante: nunca escreva no e-mail mais do que ele escreveu. Se ele escreveu quatro linhas, e olha que para um homem isso é muito (salvo exceções, em caso de poetas e escritores), você escreverá a resposta em duas linhas – se der para ser em uma linha, melhor ainda. Uma das piores coisas que uma mulher pode fazer é dar muita explicação e demonstrar preocupação exagerada em se fazer entender no texto.

É muito importante que, enquanto vocês estiverem na primeira fase da conquista, que são aqueles primeiros meses, quando estão se conhecendo, saindo, ficando e até mesmo fazendo sexo, porém ainda tudo muito recente, saiba que você não deve falar de problemas.

Você deve parecer divertida, entregue aos prazeres da vida e aparentar pedir proteção ao estar nos braços dele, sem ser lamuriosa, para dar a ele a sensação de que é um homem protetor. Ele precisa ter essa sensação, faz bem a ele. Só que você vai tirar dele essa sensação, ok? Tão logo você vire as costas, se tornará 100% independente emocionalmente e vai deixar de ser aquela mulher que precisa de um braço protetor. E sabe por quê? Porque isso causa confusão mental no homem.

E já que para seduzir vamos confundi-lo, eis aqui a forma como você deverá agir na hora do sexo. Entenda a lógica da sua filosofia sexual, porque a maioria das mulheres nunca sabe se tem de ser fatal, inocente, se tem de se entregar ou comandar a situação.

A ideia e a linha de raciocínio que você deve seguir são: VOCÊ É UMA MULHER PODEROSA, FANTÁSTICA, DESEJADA POR TODOS, QUE ENTRA NA RELAÇÃO SEXUAL PISANDO FIRME, CHEGA CHEGANDO, MAS QUE EM DADO MOMENTO SE PERMITE SER DOMINADA.

Pronto, é isso que você tem de fazer: iniciar dominadora e terminar dominada. Porque se você, na metade do ato sexual, soltar as rédeas e der poder ao homem, então ele vai beber do próprio ego, vai se achar o máximo, vai ser tomado por todo aquele tesão incrível de ter dominado a fêmea poderosa. E aí, sim, ele vai dizer que a noite de sexo foi incrível!

Só que, assim que terminar o sexo, você vai tirar o poder dele novamente.

Artimanha: faça sexo loucamente com um homem seguindo as dicas posteriores que você vai encontrar neste livro, então, quando acabar, simplesmente levante-se da cama, beije-o e se despeça, sem pedir para ele ligar, dizendo apenas que você precisa ir, e saia feliz, como se o tivesse usado para o seu puro prazer. Acredite, eu já fiz e também já ouvi mais do que um depoimento de homens que passaram por essa situação e que simplesmente não conseguiram deixar de pensar na mulher depois disso, porque ela fez algo que as outras jamais fariam. Acredite, o homem começa a pensar loucamente nela: será que eu não fui suficiente? Onde errei? Por que ela está agindo assim? Ela faz isso com todo mundo ou foi só comigo? Ela não gostou do tamanho do meu pênis? E então ele enche o espaço vazio da mente com você de forma frenética. É assim que você faz um homem se apaixonar por você, ocupando o máximo de tempo a mente dele com pensamentos sobre você, e quanto mais tortuosos forem esses pensamentos, melhor. Ele precisa se sentir desestabilizado, ser pego de surpresa e com as pernas tremendo.

Tempo mental é um fator muito importante no aspecto conquista.

Há uma diferença entre seduzir homens casados e seduzir homens solteiros. Geralmente o casado é um cara carente, a esposa já descobriu que ele é mais comum do que ela imaginou e não dá tanta importância assim a ele. Homens casados há muito tempo tendem a ficar com baixa autoestima, ou seja, um prato cheio e perfeito para uma sedutora.

O jogo da sedução com um homem casado é mais simples, mais fácil, basta você dizer que está com saudade e o ego dele irá às nuvens. Não estou falando isso para você sair caçando os homens casados por aí, mas para que você esteja alerta sobre o fato quando estiver casada – não o deixe muito tempo carente. Espero que nenhuma leitora seduza um homem casado apenas para alimentar o ego. Somente faça isso se o amar.

Um homem depressivo, então, é mais fácil ainda de seduzir. Basta que você seja aquela fagulha momentânea de alegria na vida do sujeito que ele irá se agarrar a você como se fosse a salvação da vida dele. O mesmo serve para quem está com um vazio interno e insatisfeito com algo na vida. Porque ele pega a emoção que você causa nele, joga para dentro na tentativa de preencher esse vazio e se torna dependente de você para estar sempre alimentando aquilo que falta nele. Mas quem quer um depressivo ou alguém com vazio existencial além da conta contaminando sua vida?

Os solteiros são mais difíceis, principalmente aqueles cercados de baladas, amigos, que têm um bom emprego e um estilo de vida interessante. Nesse caso, você deve ignorá-lo, não endeusá-lo como as outras mulheres e não chamar por ele, apenas estar onde ele está sem lhe dar atenção e parecendo ter muitos outros homens a fim de você. Esse tipo de homem é mais difícil. Como ele tem a vida mental ocupada, seu tempo de atuação sobre ele deverá ser maior, afinal, como falamos, o sujeito acaba não tendo tempo de pensar muito em você porque muitas coisas legais estão acontecendo ao redor dele.

Como se proteger

Você já sabe que ou você caça ou vira a caça. Então, você precisa evitar ser caçada, precisa evitar virar presa fácil. Você sabe como se faz isso? Policiando primeiramente a sua imaginação. Ela pode ser sua grande aliada, mas também sua maior inimiga.

Você já viu um casal quando sai para jantar pela primeira vez? O homem é superatencioso, ele ouve a mulher, é gentil, parece um príncipe feito sob medida para ela, e tudo que ela faz é falar, falar e falar, contar sua vida inteira, claro, além de jogar o cabelo para um lado e para o outro. Caso esse casal vá embora após o jantar cada um para sua casa, sem que façam sexo, o que geralmente acontece é o seguinte: ela chega em casa afoita, desesperada, liga para a melhor amiga, seja lá que horas forem e, pulando de alegria, diz:

– Amigaaaaaaaa, encontrei ele, o homem da minha vida! Ele é perfeito!

Então ela conta tudo para a amiga, nos mínimos detalhes, e depois vai dormir. Assim que ela deita a cabeça no travesseiro, começa a imaginar como seria estar casada com ele, que tipo de marido ele seria, e é lógico que ela só consegue imaginá-lo como um bom marido. Ela imagina também o tipo de casa que teriam, a quantidade de filhos, como seria o carro da família e, pasme, o cachorro não é tão difícil assim de estar também no sonho. Então, o que essa mulher faz é se apaixonar não por aquilo que o homem é, mas por aquilo que ele poderia ser nos sonhos dela e, bingo, a grande besteira está feita, em menos de 24 horas ela está apaixonadíssima. Ela tornou-se refém dos seus sonhos e começa a ficar presa em uma ilusão, porque obviamente o cara não é aquele homem perfeito que ela pintou e que ele demonstrou ser durante o jantar. É um cara de carne e osso, com defeitos, mas a ilusão que ela cria na mente a impede de ver isso.

Aliás, saiba que inicialmente os homens ouvem as mulheres durante o jantar porque essa é uma estratégia de conquista, pois assim podem conhecer melhor a presa e mensurar quanto ela é fácil ou difícil e se já está caidinha. Pois é, amiga, o homem mais legal da face da Terra irá fazer isso também.

Já o homem que voltou do jantar e que não fez sexo fará possivelmente uma destas três coisas: vai organizar uma nova lista das mulheres que ele levará para jantar; vai bater uma punheta – isso mesmo que você leu, amiga, punheta; ou então vai ligar para alguma mulher que é carta na manga com a intenção de levá-la pra cama de madrugada usando a seguinte frase: "Oi, sabia que estou aqui pensando em você?". Então, a tonta iludida vai achar que ele descobriu, em plena madrugada, que estava apaixonado por ela. E é bem provável que ela saia dos lençóis, pegue um táxi e vá direto para a casa dele no meio da madrugada se entregar pela oportunidade de conquistá-lo de uma vez por todas.

Saiba que, se você não conquistou um homem de dia, não será correndo para os braços dele no meio da madrugada que isso irá acontecer. Logo, não perca seu sono de beleza, e se por acaso um homem ousar ligar ou mandar mensagem de texto no meio da noite, simplesmente não atenda e no outro dia apenas responda: "Estava ocupada, o que seria?".

Porque, minha amiga, um homem ligar no meio da madrugada só dá a entender que ele realmente não se importa com você, muito menos com o que você vai pensar dele.

Lindona, tenho uma notícia para dar. O cara da sua vida está neste exato momento comendo outra por aí. Não, ele não está sozinho esperando virginalmente a mulher da vida dele aparecer. Nada disso. Ele está aproveitando a vida, e muito! Mas irá parar de sair com outras tão logo perceba que estar ao seu lado vale muito mais a pena e que simplesmente se ele não ocupar o tempo dele com você outro chegará e fará exatamente isso. Portanto, em início de relacionamento, você não cobra nada, tá? Aliás, finja que não se importa nem um pouco.

O que você tem de fazer é evitar as artimanhas que demonstrem fraqueza mental e ciúme. Portanto, se ele falar que a ex é linda e maravilhosa, mude de assunto, deixe-o entender que você não tem interesse algum nesse assunto e que não sente ciúme. Porque a intenção dele é deixar você com baixa autoestima e insegura, portanto, não caia na dele. Ocupe o máximo de tempo possível da sua vida, entre para um curso, faça academia, saia para dançar, invista no seu hobby ou invente um se você não tem, a fim de que ele não ocupe o seu espaço mental e você não se apaixone, preenchendo seus pensamentos com ele. Essa é a tática para não se apaixonar: não ter tempo para pensamentos de admiração pela pessoa.

Estude, sinta-se interessante e faça-se valer a pena, pois dessa forma você acaba não atribuindo superpoderes a ele. Agregue valor a sua pessoa. Não seja uma mulher comum, monótona, com pensamentos clichês e previsível. Seja especial de verdade – assim como você quer encontrar um homem especial, que se destaque dos outros e seja diferente, ele também quer encontrar uma mulher especial.

Portanto, aprenda os assuntos mais variados possíveis para que você se torne mais interessante que ele, assim ele passa a lhe dar um supervalor. Assista no YouTube, assim que puder, a um vídeo que eu fiz especialmente para este livro: "Acorda Amiga – Mulher burra".

E não fique focada somente nele. Mesmo estando interessada no cara, experimente sair com outros homens para não direcionar toda a sua energia para cima dele. Isso evita sentir tensão ao exercer a estratégia, e o melhor é quando seu compromisso não tem hora para acabar nem obrigação de dar 100% certo, pois dessa forma a impressão que tenho é que a estratégia flui por você não estar desesperada.

3. QUÍMICA

Não é tão importante para uma deusa do amor a presença imediata da química entre um casal. "**O que você disse, Vanessa?**". Isso mesmo que você entendeu, lindona. Química não é o fator determinante da qualidade do sexo que você terá.

Você pode fazê-lo enlouquecer por você, mesmo que não haja química. E, se houver, então poderá fazê-lo rastejar atrás de você, desesperada e enlouquecidamente.

A "química" acontece, principalmente, por conta de fatores psicológicos, ou por combinações químicas, que atuam involuntariamente nas duas pessoas ou até em uma só. A química é uma combinação de cheiro, visual, energia e até mesmo som. Quando há química, dizemos que há quase tudo entre um casal. Mas isso não é verdade. Há casais com a tal química que no momento do sexo não conseguem se conectar com a mesma intensidade com que sentem vontade.

E há situações em que uma pessoa sente uma química extrema por outra e a outra nada sente. Nem sempre a química é recíproca. E não confunda química com paixão nem com tesão. Há pessoas que têm química entre si, mas que não são apaixonadas uma pela outra, e nem por isso deixam de se encontrar, porque a química e o sexo são muito bons.

A química gera o tesão entre um homem e uma mulher, mas, acredite em mim, é possível, sim, despertar o tesão no outro e em nós mesmos durante o sexo mesmo na falta de química. E neste livro você vai aprender isso.

A qualidade do sexo que você tem ou que oferece ao outro não pode ser conduzida nem ser dependente apenas da intensidade e da existência ou não da química entre você e a outra pessoa. A partir de hoje, você não será mais a parte passiva no sexo, esperando que substâncias naturais aflorem, que sentimentos surjam e uma libido descontrolada finalmente apareça para você arrasar na cama.

A deusa do amor é a parte ativa, porque o poder está junto dela. O poder de determinar a qualidade que o sexo terá pertence a você a partir de agora – tenha isso em mente. Aqui, você vai aprender como fazer para despertar a química no outro.

Para isso, não é preciso esperar determinado fenômeno químico surgir, basta que haja ações corretas da sua parte, que despertarão o desejo dele e, consequentemente, o seu, pelo fato de você se sentir extremamente desejada. Isso, claro, quando não houver química instantânea e recíproca.

4. Despertando o Desejo Sexual (DDS)

As ações que ajudam você a Despertar o Desejo Sexual (DDS) em um homem obedecem a determinadas regras que, como já falamos, são independentes do fator "química". Se você seguir este roteiro, irá excitar a mente de um homem a ponto de ele não parar de pensar em você e enlouquecer de vontade de tê-la na cama com ele.

Este roteiro compreende os aspectos abaixo relacionados e pode ou não ser aplicado na ordem em que estão descritos:

- Contato visual
- Provocação
- Contato auditivo
- Toque de pontos específicos.

Nem sempre você precisará efetivar todas essas quatro ações para despertar o desejo de um homem, mas, com absoluta certeza, se o fizer, despertará o desejo dele ao final da última ação. Isso só não acontecerá se esse homem tiver algum problema bastante sério, como uma doença grave – por exemplo, um grau adiantado de depressão ou algo que ocasione debilidade física.

Essas ações valem tanto para homens com quem você tenha um relacionamento estável de muitos anos, como para um mero "ficante", um namorado de mais tempo ou algum homem que você acabou de conhecer e com quem decidiu ir para a cama.

Preciso falar uma coisa: o ego, minha amiga, também está ligado aos desejos sexuais. E quando você excita um homem, o seu ego se satisfaz, porque você obtém a comprovação, para você mesma, de que é capaz, sedutora, sexy e poderosa. Portanto, você sente algo diferente, gostoso e que a atrai para aquele homem. No fundo, você se excita é com você. Já parou para pensar nisso?

Contato visual

O contato visual é a primeira ação que você realiza quando quer despertar o desejo sexual no outro. Você estabelece o contato visual da seguinte forma:

Olhe para ele – "olhos nos olhos" – fixamente por cinco segundos e, logo em seguida, deixe um leve sorriso surgir entre seus lábios enquanto desvia o olhar.

Achou básico, uma bobagem, o que falei? Coloque em prática para ver como é mesmo um fato. Quando você estiver andando na rua, olhe fixamente nos olhos de um homem, apenas pelo tempo de cinco segundos, enquanto sorri suavemente, e desvie o olhar logo em seguida. Não é preciso mais nada além disso para acender alguma coisa (ou muita coisa) em um homem. E não se surpreenda se ele voltar para pedir o seu telefone. E, pelo amor de Deus, não vá achar que esse homem quer casar com você. Não se deixe levar por esse tipo de pensamento – estamos falando aqui de energia sexual e sexo ardente, e não de amor à primeira vista. A maioria das mulheres se ilude muito facilmente quando um homem se aproxima dizendo que está encantado. Saiba que, inicialmente, um homem tem desejo por fazer sexo com você, e que os sentimentos sempre surgem depois, com o tempo.

Para se tornar uma deusa, você precisa aprender a seduzir através do olhar. Seu olhar vale muito, seu olhar é o que a torna poderosa ou não. É no seu olhar que está a chave para ganhar ou perder um homem. É o seu olhar que diz o que você quer, quem você é e o que é capaz de fazer.

Vamos ao exercício. Vá para a frente do espelho e olhe-se normalmente. Logo em seguida, tente fazer um olhar sedutor. Pode ser que de início você ache estranho, mas teste olhares de sedução diferentes. Saiba que um olhar sedutor não é aquele que apenas olha, é aquele que penetra e que atrai o olhar do outro para si, e para isso é necessário olhar dentro do olho do outro. Eu sei que você consegue, sei que você é capaz de lançar aquele olhar fatal, confio em você e sei que você sabe exatamente de que olhar estou falando; principalmente, gostaria muito que você o usasse no momento certo, quando estiver disposta a seduzir um homem.

Para fazer um olhar sedutor, mude o personagem dentro de você. Tenha certeza de que é boa nisso, garota, pois as mulheres são assim: nós temos mil personagens dentro de nós. Então, vá para a frente do espelho, mire-se e desperte a deusa, desperte a mulher fatal em que você sempre quis se tornar, porque ela já existe dentro de você, apenas necessita libertar-se. Treine todos os dias ao acordar, chame-a de dentro de você. Acorde, olhe-se no espelho e diga: "**Bom dia, deusa! Vamos seduzir hoje?**". Então, olhe-se sedutoramente, perceba como você fica mais sexy, mais bonita e mais interessante.

O problema da maioria das mulheres é que elas são muito tímidas, ou se tornam parte muito passiva na hora do envolvimento sensual e sexual, como se tivessem de esperar pela vontade de um homem para, então, sentir vontade ou demonstrar interesse.

Veja bem, eu não pretendo usar esse conhecimento para o enfoque "manter uma vida a dois". Minha intenção é ensinar como "deixar um homem louco por você na cama, a ponto de vê-la como uma deusa do amor".

Quando um homem a vê assim, na maioria das vezes, ele fica apaixonado. E é claro que a conexão sexual mantém acesa a chama de um relacionamento, o que quase sempre é uma consequência da arte correta da sedução.

Porém, fique sabendo que manter um casamento, um relacionamento estável, namoro firme ou noivado depende de fatos que vão além da conquista sexual, bem mais além. Tanto que há pessoas que quase não têm mais relacionamento sexual e que continuam casadas. E pessoas que, embora se encontrem na cama entre lençóis ardentes, não têm um relacionamento afetivo.

Com essas dicas, não posso prometer que você se case com qualquer homem que desejar apenas porque foi excepcionalmente boa na cama. Mas prometo que, quando vocês estiverem juntos, sairão faíscas de tesão entre os dois, que minhas regras são infalíveis e que esse homem não vai esquecê-la nunca mais. Também prometo que, se você colocar minhas táticas em prática, irá com toda a certeza do mundo se transformar na deusa do amor para aquele homem com quem você desejar se deitar. Depois, se vocês vão se casar, se amar e ter filhos, é outro departamento.

Por enquanto, estamos tratando de assuntos que cabem única e exclusivamente entre quatro paredes – ou fora delas –, mas que levarão você para dentro do quarto com o homem que quiser.

Você entendeu, não é mesmo, garota linda? Olhar nos olhos dele durante cinco segundos é a chave para ele querer entrar em um quarto com você, desejando-a loucamente.

Se o homem for alguém desconhecido, no momento em que olhá-lo, ele começará a prestar toda a atenção em você, afinal, você é uma possibilidade de sexo e, pelos seus olhos, ele traduz a informação de sexo direto e penetrante.

Se o homem que você quer levar para a cama é seu marido ou "ficante" e vocês já têm alguma intimidade, a tática será um pouquinho mais ousada: olhe por cinco segundos dentro de seus olhos, com aquele meio sorriso entre os lábios e, em seguida, desvie o olhar em direção ao pênis dele. Acredite, três segundos é o tempo de que você precisa para ele se excitar e você começar a ver aquele fogo sexual saindo dos olhos dele.

No caso de um homem desconhecido, não vou recomendar que olhe para o pênis logo após os cinco segundos de olhar penetrante, porque excitar esse homem gradativamente irá intensificar o desejo dele por você. A excitação que você causa nele funciona como uma preliminar. E nós sabemos que as preliminares são a chave para fazer o sexo ser melhor do que já poderia ser, certo?

Então, no caso de homens desconhecidos, vamos dar a eles as preliminares que tanto querem. Acredite em mim, levar uma mulher para a cama imediatamente é algo muito bom para um homem, mas fantasiar com essa mulher, curtir todos os momentos da sedução, saborear a excitação gradativa e ter a expectativa de tudo o que pode rolar é muito, muito, muito mais gostoso para o homem.

E acredite em mim, cumprir a rotina do DDS eleva também a sua libido. Saiba jogar, aprenda a jogar e curta o jogo, porque vai ser muito bom. Não vá com sede ao pote toda vez, mas aprenda, junto com a arte de amar, a arte da paciência.

Muitas mulheres pecam na hora do sexo porque ficam demasiadamente ansiosas e angustiadas pelo momento de fazer tudo, dar prazer ao homem e fazê-lo chegar ao orgasmo, para, então, darem a "missão" por cumprida.

O que é isso, companheira? Se você é uma daquelas mulheres que na hora H não conseguem relaxar porque estão concentradas em satisfazer o homem, ou então ficam preocupadas em fazer tudo certo, precisa mudar essa concepção e maneira de agir, certo?

Em primeiro lugar, você deve sair da posição de subserviente e, depois, precisa aproveitar junto com ele todos os momentos, sem qualquer sombra de neura do seguinte pensamento em sua mente: "Será que estou agradando?". Esse tipo de pensamento não lhe pertence mais. Esqueça, é passado, acabou, morreu na sua última transa frustrada. A sua visão sobre sexo agora será diferente, bem diferente.

Em outras palavras, agora você é a parte ativa, mas nem por isso é uma serviçal. O raciocínio correto é o de que você está se beneficiando das suas próprias ações e é por isso que as executa. Lembra-se do que eu disse antes sobre a mulher determinar o que vai rolar entre os dois, de acordo com as suas atitudes? É exatamente isso.

Eu fiz um teste: caminhei pela Avenida do Estado a pé, vestindo calça jeans, sapato social salto 4, uma regata e um casaco leve de meia-manga por cima. Eu não estava sensual, estava, de certa forma, elegante, mas dentro de um padrão bem comum. Eu não estava caminhando lentamente como alguém que passeia, estava passando pelos homens que também caminhavam na mesma rua, como se tivesse apenas o objetivo de chegar a um lugar. Qualquer homem que passasse por mim não veria sexo transbordando pelos meus poros, devido a minhas roupas convencionais. Os que perceberam em mim o "sexo transbordando" foram aqueles em que apliquei a primeira regra, a do contato visual.

Até olhá-los penetrantemente, eu era apenas uma mulher passando, que eles talvez até achassem bonita. Mas quando passei por eles estabelecendo contato visual, tornei-me uma deusa do sexo flutuando. Minha melhor amiga me ajudou, anotando os resultados discretamente, enquanto me seguia a uma distância segura. Dos 10 homens para os quais olhei penetrantemente, 8 corresponderam ao olhar, e, destes, 6 viraram o rosto para me olhar de costas e ver se seriam ainda olhados por mim. Dois voltaram para me abordar e um deles – mesmo depois que eu expliquei que era apenas um estudo e minha amiga confirmar – insistiu para nos conhecermos. Ofereceu-se para ser "cobaia" dos próximos testes.

Você percebe o que um olhar penetrante é capaz de fazer por você na hora de excitar um homem e deixá-lo com os pensamentos em você?

Talvez você diga: "Ah, Vanessa, mas você está em forma, por isso eles foram recíprocos". Isso ajuda, sim, mas o mesmo também acontece com uma mulher que não está em forma. Para tanto, fui às ruas com a diarista do meu apartamento, que está fora dos padrões físicos de peso: Mari, de 42 anos, acima do peso, usando um suéter azul-marinho, tênis e calça *legging*. Ela recebeu 50 reais para participar do estudo de campo e aceitou olhar penetrantemente para os homens, a fim de estabelecer contato visual e excitá-los.

Os resultados que obtivemos com a Mari foram: de 10 homens com os quais ela flertou, 6 corresponderam ao olhar (desses, um a parou imediatamente – tivemos de intervir, dizendo que estávamos atrasadas), e 4 deles voltaram-se para ela, esperando que se virasse para olhar também.

Isso é para provar a você que o olhar seduz, excita e liga o alerta de um homem de maneira direta sobre você. A Mari foi ainda mais longe na pesquisa: empolgou-se, chegou em casa e aplicou a primeira regra, olhando cinco segundos para os olhos do marido e depois três segundos para o pênis dele. Eles foram para a cama no mesmo instante e, ao final, ele revelou que nunca tinha visto a esposa agir assim e que tinha gostado do jeito como ela olhou para ele quando chegou em casa.

O esposo da Mari não ficou chateado por ela ter participado da pesquisa, por um motivo bem simples: ele não soube.

Provocação

A segunda regra do DDS é a provocação

Provocar sexualmente é a arte de instigar pensamentos e gerar expectativas sexuais no outro. Quando você provoca um homem, você joga purpurina entre vocês e, para ele, é como se você passasse a brilhar e, acredite, ele terá olhos apenas para você. No momento em que é provocado, o homem direciona seu olhar para a caça e ali se mantém até consegui-la – desde que a provocação seja realizada contínua e gradativamente.

Provocar um homem que você não conhece ou com quem ainda não ficou e instigar seus pensamentos para o sexo é tão fácil quanto com aquele que você já conhece. As táticas que vou lhe ensinar, para homens com os quais você não teve intimidade, serão também discretas, porém muito eficazes, porque você é uma mulher de classe e não precisa de apelação.

Mais uma vez, acredite em mim: os homens sentem-se mais provocados do que realmente são. Principalmente se você não os conhece. Uma maneira de provocar um homem com quem você ainda não se relacionou é, por exemplo, mexendo em seu próprio cabelo. Se você tem cabelos longos, de frente para ele, levante seus braços na intenção de prendê-los e, assim, deixar à mostra parte de seu pescoço. Mostrou por alguns segundos? Isso mesmo, finja olhar de um lado para o outro. Faça com que pareça casual, sem intenção. Isso parece um tanto ridículo, não? Algo até muito corriqueiro? Mas o efeito é muito instigante em um homem. O instinto animal masculino irá deixá-lo em alerta no momento em que você mostrar seu pescoço, principalmente a lateral, onde está a jugular. Ele irá se sentir o caçador, verá em você uma caça e os instintos dele serão acionados. Ele irá focá-la e ficará excitado, com vontade de ter você.

Se você tem cabelos curtos, acaricie o seu próprio pescoço e, em certos momentos, estique-o, como a olhar para outro lado, deixando-o à mostra. Há muitos homens que apreciam também olhar a nuca de uma mulher. E sabe por quê? Porque isso os remete ao instinto animal. Muitos animais, durante a copulação, mordem suavemente a nuca de suas fêmeas para demonstrar dominação sobre elas.

Nem sempre o homem irá gostar de ser o dominador entre quatro paredes, mas a visão da nuca o faz pensar em sexo, em ser o dominante, e isso alimenta o ego e estimula a imaginação.

Esqueça, minha amada, esqueça. Você não levará um homem para a cama se ignorar a existência dos instintos masculinos e não irá enlouquecê-lo na cama se quiser fazer amor com ele em tempo integral sem um pingo de sacanagem, sem jogos de conquista e estratégias de sedução.

Para os homens, sexo é sacanagem. Amor é sexo sem sacanagem. E, na imensa maioria das vezes, eles irão preferir o sexo ao amor. Ponto final. Aceite, engula, digira, use isso a seu favor e seja feliz.

Outra maneira de provocar um homem desconhecido, um "ficante" ou algum pretendente é colocar sua mão no braço dele, na altura do bíceps. Nesse momento, você não falou nada, mas ele ouviu tudo. Uma mão em um bíceps diz ao homem que você tem interesse nele, que seu instinto feminino a fez ir em direção ao que ele tem e do que as mulheres gostam: o lado protetor de um homem. Porque é o braço do homem que protege uma mulher. Ele sabe, por instinto, que você experimentou indiretamente a sensação de estar nos braços dele e emitiu um sinal de que se interessa pelo braço dele, logo, você se interessa por ele. Esse é o raciocínio do homem.

Eu fui a uma festa bastante badalada em Balneário Camboriú e passei a noite observando a maneira como mulheres e homens se provocam. Observei os casais que ficaram juntos naquela noite, os que estavam progredindo e os que falharam. Cheguei a uma conclusão bastante interessante: as mulheres, para provocar os homens, não só os olhavam nos olhos e sorriam, mas quando possível colocavam a mão por poucos segundos no bíceps ou nas mãos deles.

Pense agora: quantas e quantas vezes você inconscientemente agiu dessa forma? Ou até tocou o braço de um homem conscientemente, na tentativa de provocá-lo ou de estabelecer uma conexão melhor entre vocês? E quantas vezes você já não fez isso sem se dar conta de que queria demonstrar de alguma forma que tinha interesse nele e, consequentemente, interesse sexual? Revise sua mente. Faça sua autoanálise e verá que muitas vezes você agiu assim, até mesmo como uma forma de mostrar seu interesse por ele. E saiba que ele entendeu perfeitamente! Seja em uma festa, seja em um escritório onde você paquerou algum colega, seja na sala de aula ou na arquibancada de um jogo de futebol. Tenho certeza de que você já fez isso.

E sabe por que os homens malham os braços? Porque querem estar com tudo durinho para aquele momento em que uma mulher chegar perto e colocar a mão sobre seu bíceps.

E, amiga, depois que você colocar a sua mão no bracinho dele, ficará difícil disfarçar que não existe interesse da sua parte, pois ele não é bobo, ele sabe que você está provocando e ele adora isso. É, amiga, com este livro você vai fazer grandes descobertas.

Outra maneira de você provocar discretamente um homem com quem ainda não tem intimidade é usar um leve decote, uma saia com uma fenda, que no caminhar mostre um pouco mais de pernas, uma blusa de tecido leve ou vestidos. Saiba que homem adora ver uma mulher usando vestido, seja longo ou curto, praticamente nenhum foge à regra. É que homem gosta de curtir a imaginação e, mais ainda, ele gosta de saber que pode ficar excitado com seus próprios pensamentos. Um homem com pensamentos obscenos é um homem que se sente viril, macho, predador, homem com "H" e, portanto, feliz.

No caso de um homem com quem você já tem intimidade, você pode usar todas essas táticas e intensificar ainda mais essa provocação, porque uma vez já havendo total liberdade entre vocês, tudo é permitido, e também se faz necessário que as provocações sejam mais diretas e intensas. Veja bem, se vocês já estão acostumados ao toque um do outro, ao colocar a sua mão no bíceps dele, isso não será interpretado como uma tentativa de aproximação, afinal, você já tem liberdade para fazer bem mais do que isso.

Eu tenho de dizer algo a você que irá ajudar muito a provocar seu marido ou namorado e que vai fazê-lo curtir estar com você e adorar suas provocações. Acompanhe o meu raciocínio: homem adora falar de sacanagem, adora humor inteligente e adora sexo. Homem não vê muita graça em declaração de amor melosa, em historinhas românticas e muito menos em lição de moral. Ele pode achar superlegal uma carta de declaração de amor, afinal, é sempre bom ter alguém apaixonado pela gente, mas se ele puder escolher entre uma carta melosa de amor e uma carta provocante para uma aventura sexual, qual delas você acha que ele vai gostar mais de receber?

Portanto, para que suas provocações a um homem com quem você já tenha intimidade sejam mais eficazes, mais envolventes, a ponto de ele parar de fazer qualquer coisa para prestar atenção em você, é necessário que a maneira como você se expressa seja em uma linguagem de interesse dele.

Quer uma boa dica? Provoque-o rindo, falando bobagem e satirizando-o. Faça isso de uma forma que você pareça uma mulher imensamente livre, sem pudores e disposta a brincar de fazer sacanagem com ele.

Por exemplo, arrume a casa de fio dental, ao passar por ele, peça licença e diga que ele está atrapalhando porque o lugar é muito apertado para os dois, então passe o seu bumbum próximo ao pênis dele, como se fosse inevitável esfregarem-se um no outro e como se você estivesse fazendo aquilo apenas devido à falta de espaço.

Lave a louça completamente nua e de salto alto. Essa é uma maneira bastante interessante de provocar. Pinte suas unhas da mão naquela posição sexual conhecida por "de quatro", bem no meio da sala, como se fosse normal para você pintar as unhas desse jeito, como se fosse natural e você estivesse muito à vontade.

A provocação mais forte para um homem será sempre aquela que ele vê, porque o homem é visual. Portanto, o que ele irá ver é sempre muito importante. Muito! Vou dar um exemplo para você constatar o que estou falando. Quando um homem vai a um bar onde há *strippers*, sabe o que ele faz? Ele apenas olha. Apenas visualiza. Fica quase estático, olhando a mulher que o provoca. Quando um homem é provocado visualmente, ele não consegue tirar o foco da presa. Se ele estiver de queixo caído, é capaz de ficar assim até que ela tenha tirado todas as peças de roupa e o show tenha acabado. Se estiverem em um grupo de amigos, essa é uma hora quase sagrada, eles nem conversam entre si, ficam todos lá olhando com cara de bobos para a *stripper* .

Nós, mulheres, temos a tendência a fazer de nós mesmas um parâmetro para o outro, pensando que o homem agirá como nós agiríamos. Esqueça, pois quando se trata de sexo homens e mulheres normalmente têm reações diferentes.

A mulher gosta de ouvir e de sentir o toque, ou seja, ela é auditiva e sinestésica. Vou dar um exemplo bem legal para você ver como as reações de homens e mulheres são diferentes em relação ao sexo. Você consegue imaginar um grupo de amigas reunidas em uma casa só para mulheres, por exemplo? Agora me diga, você consegue imaginar todas sentadinhas, quietinhas e em silêncio olhando o *gogo boy* fazer *striptease*? Nunca! Isso nunca aconteceu; em nenhuma das dezenas de casas a que fui, nunca vi e jamais fiquei sabendo de algum lugar em que houvesse mulheres assistindo ao *striptease* masculino em silêncio. Nem no dia reservado para a terceira idade é assim, aliás, é muito mais agitado!

Em clubes de mulheres, elas simplesmente gritam infernalmente e querem pegar a qualquer custo os modelos. Elas arranham, cravam as unhas nos rapazes, rasgam as roupas, se grudam neles e sempre há seguranças a postos para salvar os homens delas. Isso porque a mulher tem necessidade de falar e tocar! Ou de gritar e agarrar, se você preferir.

Então, agora que você já sabe que visual é tudo para ele, está na hora de tirar da gaveta aquelas suas calcinhas estranhas, surradas, furadas e trocá-las por aquelas pequenas, com rendinha, novinhas, diferentes, com lacinhos, algumas fio dental e outras asa-delta. Não adianta, eu vou tocar nessa tecla com você centenas de vezes. Entenda, um sexo oral muito bem-feito é superlegal! Um sexo oral bem-feito enquanto você veste uma microcalcinha é **fantástico**!

Talvez você ache que se ele não fala com você sobre a calcinha, significa que ela não é importante, mas é, sim! Aprenda que nem sempre um homem vai falar para você o que precisa ser mudado, certo? Quem gosta de discutir relação e ficar tentando consertar aqui e ali pequenas vicissitudes da vida a dois é a mulher. O homem é mais prático, lindona, ele prefere muitas vezes deixar quieto a ficar conversando e tentando argumentar com você o que faz bem ao casal ou não. Ainda mais se ele sentir que um pequeno toque pode virar um drama da sua parte ou uma discussão, coisa que homem detesta.

Portanto, confie em mim e apele para as calcinhas apetitosas para o resto da sua vida sexual. E, sim, existem calcinhas pequenas confortáveis! Não se dê desculpas.

Prosperidade sexual e continuidade do interesse sexual um pelo outro não são determinadas por uma posição sexual específica ou número de vezes que fazem ao dia, são determinadas pelo cuidado de um monte de detalhes que estão envolvidos na vida sexual de um casal, e calcinha é um tipo de detalhe, bem como ele fazer a barba.

E já que estamos aqui falando de visual, vamos nos aprofundar um pouco mais nesse assunto. Não estou dizendo para você aderir a vestimentas curtas em lugares públicos, que não fazem seu estilo ou que sejam "de periguete". Estou dizendo para você confiar em mim e usar exatamente isso quando estiverem a sós. Você é uma lá fora, ok? Você é outra dentro do quarto, certo?

Não se preocupe se você irá parecer vulgar, obscena, indecente, pervertida ou maliciosa, seja por causa de suas roupas ou de seu comportamento na hora do sexo. Você quer enlouquecer esse cara, não é isso? Você quer que ele sinta tanto tesão por você a ponto de só ter você no pensamento, 24 horas por dia, correto? Você quer que ele pense em você quando pensar em sexo e quer que ele te veja como uma deusa, não estou certa? Então não há escapatória! Você vai ter de aderir a um visual diferente do tradicional, nem que seja uma vez por semana, para fazer algo diferente e que mantenha a chama acesa.

E digo mais: não fique nem um pouco preocupada se ele vai achar estranho, porque, na verdade, ele vai amar! Vulgar é fazer essas coisas em público, entre quatro paredes, eu chamo de erotismo livre.

Entenda de uma vez por todas: as mulheres que enlouqueceram um homem na cama ousaram além do limite, são aquelas que fugiram das regras sociais e fizeram com eles mais do que eles esperavam e mais do que elas supunham ser o limite de coragem delas.

Se você não tem coragem de usar uma calcinha mais ousada ou uma roupa mais estilosa e de acordo com um momento provocante, você vai ter coragem para fazer o quê entre quatro paredes?

Saiba, os homens enlouquecem com espartilhos, fio dental, sutiã vazado. Enlouquecem com microssaias em casa, enlouquecem com uma mulher fazendo expressões faciais provocantes e com sinais obscenos e posições vulgares entre quatro paredes e, mais ainda, amam luz acesa, pois assim eles podem ver tudo!

Você quer fazer no escuro? Tsc, tsc... Você não está entendendo o que eu estou falando. Se você vai se transformar em uma deusa do amor e do sexo, precisa aderir a estes mandamentos e segui-los:

- A mulher mais vulgar na hora do sexo é a mulher mais linda que ele já teve na cama.
- A mulher mais indecente na hora do sexo é a mulher mais fascinante que ele já teve na cama.

- A mulher mais obscena na hora do sexo é a mulher mais interessante que ele já teve na cama.
- A mulher mais ousada na hora do sexo é a mulher mais sexy que ele já teve na cama.
- A mulher mais livre na hora do sexo é a mulher mais instigante que ele já teve na cama.
- A mulher mais despudorada na hora do sexo é a mulher mais venerável que ele já teve na cama.
- A mulher mais expressiva na hora do sexo é a mulher mais envolvente que ele já teve na cama.
- A mulher mais pervertida na hora do sexo é a mulher mais gostosa que ele já teve na cama.
- A mulher mais sacana na hora do sexo é a mulher mais divina que ele já teve na cama.
- A mulher mais puta na hora do sexo é a mulher mais enlouquecedora que ele já teve na cama.

Não adianta querer fazer caras bonitas, posições dignas de fotografia em porta-retratos nem procurar o melhor ângulo: ou você se concentra em se transformar e se expressar livremente ou se concentra no ângulo da luz. Se você se preocupar com a estética da posição, não irá se entregar nem relaxar em momento algum, logo, será ruim para você e, consequentemente, sem graça para ele, o que eu chamaria de "apenas mais um coito", como inúmeros outros que provavelmente ele já teve.

Neste livro, estamos centradas não em uma noite boa ou ótima de sexo, mas em transformá-la em uma deusa do sexo, que enlouqueça os homens, que os deixe a seus pés e que os faça saber que você ama fazer sexo.

Então, se você sempre fez sexo com a luz apagada, vamos evoluir e acender uma meia-luz, ok? Você também pode usar *laser* no seu quarto, para criar um estilo fetichista. *Laser* deve custar em torno de 150 reais e é uma peça um pouco maior do que a sua mão, que você pode colocar sobre o guarda-roupa, ligá-lo na tomada e direcioná-lo para a cama. Assim, enquanto vocês estiverem fazendo sexo, podem curtir um estilo diferente, como se estivessem dentro de uma danceteria com todas aquelas luzes coloridas sobre vocês.

Os homens têm fascínio por lugares proibidos e que remetam a imaginação a um lugar sexual. Que homem não gosta de um estilo mais picante de decoração? Ele pode não gostar para o dia a dia, para morar ou receber visitas, amigos e colegas de trabalho, mas para um momento excitante com certeza ele quer. E que vaso de flores o quê, amiga! Acenda logo a luz vermelha! E esqueça aquelas decorações com pétalas de rosas vermelhas, pois homem algum se interessa por isso, quem acha bonito é você e suas amigas.

É claro que você também irá colocar em prática o *striptease*. Sim, mais adiante iremos conversar sobre isso e eu vou te dar as dicas-chave para você fazer valer esse momento, dançar sensualmente para ele de uma forma simples, mas superlegal! Melhor do que aquela *stripper* das fantasias sexuais dele.

E não, eu não estou querendo transformá-la em uma prostituta. Estou querendo transformá-la na deusa do amor e do sexo e, com certeza, na mulher dos sonhos do seu homem. E também quero transformá-la naquela mulher em que **você** quer se transformar, e tenho certeza de que não é uma mulher vestindo uma calcinha grande, um sutiã de boa sustentação, com um rosto limpo após o uso de um demaquilante e um bom livro ao lado de sua cabeceira, pois isso não vai enlouquecê-lo.

Digo que, com certeza, a deusa é uma mulher sem nenhum pingo de vergonha de seus desejos, que usa a menor calcinha do planeta e, provavelmente, fica sem sutiã, espalhada em cima de uma cama esperando o momento de colocar em prática tudo aquilo que ela sabe e que vai fazer os dois enlouquecerem juntos durante o sexo.

Transformar-se em uma deusa não requer apenas aprendizado de táticas e estratégias, requer mudança integral de uma pessoa, da forma como você se vê e se comporta em relação ao sexo. É preciso, antes de mais nada, que você mude a sua mente. É preciso mudar tudo em você, destruir a sua antiga versão e reconstruir a nova, a versão deusa, ou despertá-la dentro de você, se prefere dizer assim.

Uma deusa não é alguém que encena somente na hora H, até porque, se você deixar para colocar em prática e vivenciar todos esses conceitos dos quais estamos falando apenas nos momentos do sexo, você nunca irá evoluir para aquilo que quer ser de verdade. E quando falo que você será deusa, estou dizendo que será em tempo integral.

Não, você não vai sair por aí seduzindo Deus e o mundo 24 horas por dia – embora possa fazer isso, se quiser –, porque essa não é nossa proposta. Mas você vai aprender que sexo é algo tão bom que será, cada vez mais, parte da sua vida e do seu dia a dia, até o momento em que estará circundando você sempre. Nem que seja só em pensamentos, sem que ninguém mais ao seu lado perceba.

E quer saber? Isso envolve energia sexual também! Quando você se sentir uma deusa, começará a emanar de você algo que não se consegue explicar, apenas sentir. E por mais que se diga que os homens são insensíveis, amiga, essas coisas eles sentem como ninguém! Nem eles sabem como, mas eles farejam e enlouquecem por uma mulher que tem uma energia sexual forte. E uma deusa tem essa energia sexual forte.

Você acha que todas as mulheres que são consideradas deusas nasceram assim? Não. As mulheres que são boas de cama desenvolveram suas técnicas com a prática. Sim, sexo é uma arte e possui técnicas, como todas as artes.

Eu, por exemplo, só comecei a pensar em sexo depois dos 18 anos. E fui aprendendo aos poucos, evoluindo cada dia mais e me permitindo fazer novas descobertas, nem que fosse só para eu dizer para mim mesma que nunca mais faria. E, é claro, treinei muito.

Quando um homem visualiza uma deusa, ele nota que ela tem algo de diferente, independente de haver beleza ou não. Então, vamos mudar a sua energia, certo? Se você começar a mudar esses pequenos detalhes, como a sua calcinha, sua concepção aos poucos mudará também e, consequentemente, sua energia sexual também. O que era apagadinho ficará em chamas, e o que estava em chamas irá incendiar de vez!

Contato auditivo

Agora que você já sabe como o olhar penetrante pode mexer com as emoções dele e sabe como provocá-lo fisicamente, vamos à terceira ação do DDS: o contato auditivo.

Aqui, darei as dicas sobre o que você poderá falar com ele. Uma vez que vocês não tenham intimidade um com o outro, não tenham ido para a cama juntos ou tenham feito sexo apenas uma vez, a melhor opção para você cumprir o roteiro DDS a fim de levá-lo de maneira certeira para sua cama é conversar sobre sexo com ele, de maneira indireta. Isso, depois de cumprir as ações 1 e 2 (contato visual e provocação, respectivamente), certo?

Saiba que, quando você estabelece conversas sobre esse assunto, estará fazendo borbulhar dentro dele sua testosterona. Ele pode parecer a pessoa mais tranquila nessa hora, madura e equilibrada. Mas saiba que, por dentro, o que ele mais quer é ir para a cama logo e fazer sexo! E quanto mais você conduzir o assunto com ele, sem saírem do lugar, melhor será para você, porque ele estará fantasiando com você durante esse tempo, e quanto mais ele chegar perto do descontrole sexual, segurando-se para se manter calmo, mais ele irá enlouquecer em seus braços depois.

Veja bem, o contato auditivo não deixa de ser também uma maneira de fazer forte provocação para um homem, e esse assunto é a terceira ação do **DDS**, porque realmente é muito importante, é um item indispensável.

No caso de vocês ainda não terem intimidade, eu sugiro que você o torture e o "coma pelas beiradas", fazendo com que ele atinja o ponto de excitação somente pela própria imaginação e pelas suas palavras, que irão criar a expectativa de rolar sexo, do que poderiam fazer juntos e de como você se comportará entre quatro paredes. Para criar essa expectativa, você não precisa ser nada explícita, muito pelo contrário. Quanto mais você subentender fatos, coisas e situações, mais ele irá imaginar e mais provocado estará.

Nossa estratégia visa principalmente – e quase primordialmente – fazer esse homem desejá-la com ardor antes de ter a oportunidade de consumar o fato. O que realmente queremos com ele é... Sabe o quê? Deixá-lo em um estado em que não consiga pensar em mais nada enquanto trabalha a não ser em você. É deixá-lo tão extasiado pela conversa de vocês a ponto de desenvolver certa "obsessão". E tudo isso irá culminar no fato de você simplesmente arrasar entre quatro paredes, ele não irá perder a vontade e simplesmente irá querer você mais e mais.

É fato, muitos homens geram expectativa por uma mulher, mas quando a têm entre quatro paredes, saciam o seu desejo e, então, perdem o interesse. Isso provavelmente já aconteceu com você, certo? Acontece com todo mundo, já aconteceu inclusive comigo, quando eu não sabia jogar. Mas agora será diferente. Eu vou ensinar você a deixá-lo enlouquecido na cama!

Homens são assim, eles precisam de motivos para continuar indo todos os dias atrás de você, senão, um dia eles não voltam mais nem para casa. Homem precisa ter esse desafio, esse ânimo e essa expectativa de como será a noite. Então, amiga, vamos dar a ele o que ele quer, para que tenhamos dele o que queremos, ok?

Eis a minha dica prática sobre como provocar esse homem e excitar a imaginação dele: você vai brincar com ele, fazendo um joguinho psicológico bem divertido (que descreverei a seguir) e que vai fazê-lo ver em você uma mulher bem resolvida sexualmente, a ponto de brincar com o lado sensual da vida sem pudores e sem vulgaridade. Ele verá em você uma mulher inteligente por ter proposto uma brincadeira tão diferente e irá achá-la ainda mais interessante – ainda mais porque você parece ser bem diferente das outras mulheres. Lembrando que a vulgaridade só é aceita em um lugar: na cama. Em um jogo de conquista e sedução, definitivamente, não.

Amiga, agora você é, sim, diferente das outras mulheres, porque detém muito conhecimento, detém os segredos da sensualidade e, portanto, age e se inspira de maneira diferente.

Então, por favor, saiba de uma vez por todas: jogar com os homens é uma questão de inteligência. Talvez você me diga que não quer jogar, mas quando falo em jogar estou dizendo apenas para você se comportar de acordo com a natureza masculina e procurar entendê-la.

Eu não estou dizendo para você simplesmente aderir a uma receita comercial nos relacionamentos. Mas se até hoje você agiu de forma espontânea, sem refletir muito sobre suas palavras, porque acreditava que deveria ser sempre sincera e transparente, eu lhe digo que você só se deu mal até agora. Não estou certa, lindona?

Neste livro, eu vou lhe ensinar a fazer jogos sensuais para você levá-lo para a cama. Sim, no fundo, os homens querem que você dite as regras, queridona, só não querem que isso fique explícito.

Então, vamos jogar e brincar com ele!

O jogo dos moranguinhos

A estratégia é a seguinte: procure estar em um local reservado. Se vocês estiverem em uma festa, seria bom que se mantivessem um pouco mais afastados do agito das pessoas.

Então, diga que vai fazer uma brincadeira com ele, um teste, para saber mais sobre ele. Ele vai gostar disso, acredite. Pense bem, sobre o que as pessoas mais gostam de falar? Sobre elas mesmas, é claro! E os homens não são diferentes.

Provavelmente, ele irá perguntar do que se trata e você pode dizer que é um teste comportamental. Diga que fará algumas perguntas e que ele deverá responder de acordo com as primeiras imagens que surgirem na mente.

Você pede a ele que imagine que está andando por uma estrada há muitas horas e que está com bastante fome. Peça-lhe que feche os olhos e pergunte-lhe se já conseguiu se visualizar nessa estrada, cansado e faminto. Depois, diga que nessa estrada há uma cerca e uma plantação de morangos logo atrás da cerca; então pergunte o que ele faria.

Provavelmente, ele irá lhe dizer que quer passar pela cerca e comer os morangos. Você pergunta de que tamanho é a cerca que o separa dos morangos e como ele vai fazer para passar para o outro lado.

A cerca representa as convenções sociais. O tamanho da cerca indica a importância dessas convenções na vida dele; o ato de pular a cerca ou passar por baixo mostra quanto ele é capaz de transpor essas convenções para satisfazer seus desejos.

Uma cerca alta, na imaginação dele, significa que considera as convenções muito importantes; uma cerca baixa significa que elas não têm muita importância.

Pular a cerca significa que ele facilmente transpõe as regras sociais na busca de satisfazer os desejos pessoais e que isso não é problema; passar por baixo da cerca significa que as regras são importantes e que ele transpõe as convenções sociais, porém não se sente muito bem fazendo isso.

Se ele optar por passar pelo vão da cerca, significa que ele encontra um meio justificável para seus atos, mesmo sabendo que a sociedade não aceitaria; se imaginar que a cerca tem uma porteira por onde ele possa passar, então ele é uma pessoa que satisfaz seus desejos, mas prefere encontrar um meio totalmente legal para isso.

Se ele optou por não fazer nada em relação à plantação de morangos, saiba que ele provavelmente não irá tomar uma atitude para tentar ficar com você, mesmo que tenha vontade.

Se ele pulou facilmente a cerca para chegar aos morangos, ou se ela é pequena, provavelmente partirá dele a investida para que vocês dois fiquem juntos, e ele fará isso sem muitos rodeios.

Mas você só dará a ele o desfecho sobre seu comportamento psicológico ao final do jogo. Veja bem, você não deve dar essas opções: é ele que vai imaginar e descrever as primeiras imagens que lhe vierem à cabeça – se existem ou não vãos na cerca ou porteiras que podem ser abertas, ele é que deve imaginar, sem que você diga nada.

Nessa primeira etapa, você também medirá o quanto ele é ativo ou passivo na vida, vai saber se ele tem atitude, se é acomodado ou se é limitado pelas convenções sociais.

Agora, continuemos com o teste. Depois de ele responder sobre as características da cerca, é chegada a hora de você perguntar sobre os moranguinhos. Peça a ele para caracterizá-los e dizer qual era a quantidade de morangos que havia na plantação, se eram muitos ou poucos, de que tamanho eram e como eram.

O morango representa a libido. Uma plantação cheia de morangos está relacionada a uma libido alta. Poucos morangos na plantação significa uma libido baixa.

Então você parte para a próxima etapa e pergunta quantos moranguinhos ele quer comer.

Se ele disser que vai comer muitos morangos, significa que gosta de sexo em quantidade. Se comer poucos e sentir-se satisfeito, isso significa que ele não dá tanta importância para quantidade e se satisfaz facilmente.

A qualidade do morango – se são vermelhinhos e grandes ou se são pequenos, por exemplo – está relacionada à qualidade do sexo: grandes morangos representam uma relação sexual mais intensa. Morangos pequenos significam sexo mais rápido.

Você, como uma mulher inteligente que é, irá fazer as devidas associações e, assim, descobrir o perfil sexual desse homem e qual o comportamento dele em relação ao sexo.

Para finalizar a "brincadeira", você pergunta o que ele vai dizer para o fazendeiro. Provavelmente, ele dirá: "Ih, mas tem fazendeiro, é?". E você responde: "Sim, tem fazendeiro, e agora?". Com essa pergunta, você saberá qual a reação dele quando for apanhado fazendo algo contra as convenções sociais.

Se ele simplesmente disser que pulou a cerca de volta e saiu correndo, saiba que a tendência dele é a de não assumir responsabilidades e fugir.

Se ele disser que não comeu nada e que o fazendeiro está enganado, significa que ele é dissimulado até mesmo quando não há dúvidas quanto ao que ele fez (nesse caso, tome muito cuidado, observe-o para ver se encontra mais alguma pista sobre um possível caráter duvidoso).

Se ele disser: "Eu comi porque estava com fome", significa que, ao ser apanhado em flagrante, fala a verdade.

E se ele disser: "Eu comi porque estava com muita fome, mas posso lhe pagar", saiba que ele assume as responsabilidades da vida e, caso tenha consciência de que prejudicou determinada pessoa, irá procurar um meio de ressarci-la.

Então, ao final do teste você ri, revela sua conclusão psicológica sobre ele e observa sua reação. Você verá que esse teste não costuma ter falhas, pois reflete o mundo interno dele.

Aí, será a hora de começar a sua insinuação sobre sexo, para mexer com a mente fértil dele. Faça pequenas sátiras sobre a quantidade de morangos e a fome dele, dizendo, por exemplo: "Ah, quer dizer que você comeu todos os morangos, hein? Mas você deixou um pouco para os outros, pelo menos?". Continue com outras observações: "E se os outros também gostarem de comer?". Ele irá gostar muito das suas sátiras e do seu joguinho de sedução.

É exatamente aqui que queríamos chegar, nesse ponto em que vocês estarão conversando sobre sexo de forma indireta, enquanto a imaginação e os hormônios dele borbulham. Mensagens subliminares não são vistas de forma alguma pelos homens como atitudes vulgares; ele sabe exatamente que você o está provocando, mas saiba que é dessa forma que ele gosta de ser provocado: com uma conversa inteligente.

Uma mulher de minissaia passando na rua, sem falar nada, pode, sim, excitar um homem. Mas uma mulher de calças diante dele, conversando de maneira subliminar e inteligente sobre um assunto "tabu", essa, sim, o **enlouquece!**

Agora que você já revelou a sua conclusão referente ao perfil psicológico dele, é o momento em que você, com toda a classe do mundo, diz: "Eu também comi muitos moranguinhos quando fizeram esse jogo comigo". Diga isso olhando dentro dos olhos dele e sorrindo. Ou então diga: "Meus moranguinhos eram enormes, bem vermelhinhos".

Aprenda uma coisa: de uma boa conversa, homem nenhum escapa.

Quando você chega nesse ponto do DDS, dificilmente há volta. Se vocês não têm intimidade um com o outro, tenha certeza absoluta de que é somente nisso que ele está pensando no momento. E então continue a conversa nessa sintonia – a probabilidade de ele tomar uma atitude agora é muito grande.

Para quem já foi para a cama

Caso já tenha intimidade com o homem que você quer enlouquecer na cama, você pode, sim, fazer o jogo dos moranguinhos, mas com certeza não surtirá o mesmo efeito avassalador. Nesse caso, você irá trabalhar o contato auditivo (terceiro DDS), valendo-se de uma linguagem explícita, nada pudica e muito direta – falando sobre sexo, claro.

Por exemplo, ele está no trabalho. Você faz uma rápida ligação para ele e diz: "Estou pensando no seu pau". É exatamente assim que você vai falar, sem receio, amiga. Pegue o telefone, não pense muito, fale e desligue.

Não diga "pênis", diga "pau". "Pênis" fala-se em aula de biologia ou anatomia, "pênis" lê-se em livro técnico ou em uma conversa médica ou psicoterapêutica. Estamos falando de sedução, você não está em um papo formal com ele porque vocês já têm intimidade suficiente para falar a palavra "pau". Se você acha grotesco, mude seus conceitos, lindona. Lembre-se de que você quer aprender a enlouquecê-lo, certo?

Estou falando a pura verdade para você: aqui no livro, nas partes técnicas e de dicas irei escrever "pênis", isso porque não estou querendo excitá-la, mas ensiná-la. Dizer "pênis" para ele é o mesmo que um homem dizer a você que gosta da sua "vulva". Você teria vontade de rir na hora, não é mesmo? Enfim, diga a frase e desligue o telefone. Se ele ligar novamente, você atende e diz: "Não posso falar agora, estou me masturbando e pensando no seu pau, depois falamos".

E você desliga. DESLIGA.

Então, o seu segundo passo é mandar uma mensagem para ele, pelo celular ou por e-mail, dizendo: "Você deve estar aqui em casa, sem atraso, às 19 horas. A porta estará aberta, sente-se na cadeira. Como está seu pau hoje?".

Tenha certeza: ele chegará antes. E irá adorar responder exata e explicitamente sobre a situação do pênis. A você compete dar corda a essa situação, respondendo: "Hummm, é assim que eu gosto".

Isso é algo inédito? Não. É algo do outro mundo? Não. É alguma fórmula mágica? Não. O que é, então? Isso é um jogo lógico. Você alimenta a imaginação dele quando fala por horas antes de vê-lo e, assim, ele estará ansioso pelo momento de encontrá-la; quando vir você, já estará no mínimo 50% enlouquecido, o que é ótimo! É um "plus". E tudo o que você quer é ele pensando freneticamente em você, certo, poderosa?

O jogo das fotos

Outra maneira de você estabelecer o DDS na terceira etapa com um homem íntimo é misturar o contato visual com o contato auditivo, da seguinte forma: você irá tirar fotos de várias partes do seu corpo e irá enviar para ele durante o dia de forma gradativa.

Primeiro você tira uma foto dos seus pés (por favor, unhas pintadas e pés bem cuidados), envia para o e-mail dele, em seguida telefona e diz: "Abra seu e-mail. O que você vai ver agora estará calçando um salto alto muito sexy hoje à noite". É necessário que você faça uma voz sexy e que sussurre ao telefone, ok?

Depois, faça uma foto de suas mãos – peça para alguma amiga ajudar se você tiver dificuldades. Preferencialmente, pinte as suas unhas de cor vermelha, que é a cor da sedução. Envie essa foto para o e-mail dele, com um intervalo de tempo de uma hora. Assim que enviar o e-mail, telefone para ele dizendo: "Abra seu e-mail. O que você vai ver irá tocar nos seus pontos mais erógenos". Desligue. Não atenda o dia todo, somente você liga para ele, certo? DUVIDO que ele não atenda você!

Então, você faz uma foto do seu umbigo, envia para ele, telefona e diz: "Abra seu e-mail. Eu desejo que sua língua comece por aqui e depois desça". Ele irá abrir ensandecidamente o e-mail para saber em que lugar você deseja a língua dele.

Em seguida, faça fotos de seu bumbum e envie, dizendo: "O que você irá ver agora no anexo do e-mail será seu, totalmente seu nesta noite". E, caso você não goste de sexo anal, não se preocupe, amiga: até o final deste livro você saberá fazer, muito bem, sem sentir dor e gostando!

Agora você tira foto dos seus seios, telefona para ele e diz: "O que você verá em seu e-mail deseja ser chupado tão logo você chegue em casa". A essa altura do campeonato, minha amiga, ele estará tão eletrizado que, quando você for ligar para ele avisando que mandou mais um e-mail, ele já terá visto, porque eu não duvido que ele fique o tempo todo olhando a caixa de entrada enquanto trabalha.

Depois, você deve enviar uma foto da sua boca, ligar novamente e dizer: "Abra seu e-mail. É aqui que quero seu pau hoje à noite". Menina! Ele não vai trabalhar mais! Esqueça qualquer possibilidade de ele se concentrar em qualquer coisa além de você.

E se ele lhe enviar qualquer e-mail ou mesmo uma mensagem pelo celular dizendo: "Por favor, você tem de parar porque não consigo me concentrar", simplesmente continue enviando fotos. No fundo, ele está dizendo: "Por favor, continue me tentando".

Você pode enviar as fotos no e-mail e escrever o que desejar, mas emitir sua voz com autoridade sobre ele, ordenando que deve ter sexo e dizendo o que você deseja durante o ato, surte um efeito muito mais avassalador sobre a imaginação dele.

Para encerrar o jogo das fotos, envie uma de seu clitóris, com você se tocando com um dedo. Nessa hora, não ligue para ele, apenas envie a última foto, escrito no e-mail: "Eu quero o seu pau todo para mim, por todos os lados, quando chegar me devore, eu não aguento mais tanto tesão...".

Outra frase de efeito bastante eficaz na hora de excitar um homem é se referir ao pênis dele como sendo uma propriedade sua, para seu uso, sua saciedade e sua pura alegria. Ah, preciso dar um alerta. O jogo das fotos deve ser feito apenas com quem você já tem intimidade. **E tenha cuidado: tire fotos somente com as partes do corpo, sem que apareça sua fisionomia ou algo que possa identificar você.** Vamos pensar mais à frente, essas fotos poderiam ter o mesmo destino das fotos de Carolina Dieckmann, certo?

***

Você quer mais dicas de como excitá-lo pelo contato auditivo? Caso ele ligue durante o dia para tratar de algum assunto cotidiano, atenda o telefone da seguinte forma: "Oi, pauzudo, o que você quer?".

Amiga, vamos aproveitar para falar sério. Quer dizer, mais sério do que já falamos até agora, certo? Sabe aquelas mensagens melosas de amor? Aquelas declarações de lágrimas, amor que parte o peito e de saudades infernais e mensagens dotadas de sentimentalismo? Desculpe, lindona, mas esqueça isso. Desista de mandar essas mensagens para ele. Apague, rasgue, destrua. Se preferir, envie uma dessas somente a cada três meses para ele, certo?

O que mais funciona na hora de enlouquecer um homem na cama é a frase picante, o sorriso safado e o pensamento obsceno. Sim, seremos românticas em determinados momentos, lindona, mas nos momentos certos. Vamos, sim, variar e oscilar a sedução entre as artimanhas gostosas do sexo e as poesias do amor, porque, afinal de contas, sacanagem, sacanagem, sacanagem e sacanagem, dia e noite, uma hora cansa. Mas o sexo puro será mais frequente e mais intenso do que as declarações de amor incondicional nessa relação, ok? Você quer enlouquecê-lo? Então continue tendo a mais absoluta convicção em meus mandamentos. Eu vou transformá-la em uma mulher desejada, excitante e por quem qualquer homem com quem você se deite enlouqueça, não consiga tirar você dos pensamentos e jamais a esqueça.

***

Você achou que as dicas sobre contato auditivo tinham terminado, não é mesmo? Aqui vai mais uma muito boa para despertar o desejo sexual nele: você grava sua voz enquanto geme, simulando ou não, mostrando toda a excitação feminina em alto e bom tom, como se você estivesse se masturbando, incluindo os sons iniciais, o pré-orgasmo, o durante e o pós, em que você sussurra dizendo que se satisfez, mas por pouco tempo, e que precisa dele.

Acabou de gravar? Envie para o e-mail dele esse trecho e escreva: "Ouça a música que será tocada nesta noite, você gosta dela? Mas aconselho que você use fones de ouvido".

Você sabe em que estado irá deixá-lo? Absurdamente nervoso, ansioso por vê-la, angustiado por não poder resolver o problema de ereção naquele momento e desconcentrado, só pensando em você! Você quer levá-lo ao delírio, certo?

Se ele ligar para você ou responder ao e-mail dizendo: "Você é louca!", sorria e saiba que ele amou...

Divirta-se, poderosa!

Toque de pontos específicos

Agora, vamos para o quarto DDS, o **toque de pontos específicos**. Saiba que, apesar de as mulheres serem sinestésicas, esse aspecto também é importante para eles. Esse quarto DDS é a jogada final para deixá-lo enlouquecido e com vontade de fazer amor com você. Oh, você viu? Eu disse "fazer amor" – tudo bem, você pode encarar dessa forma, porque para o homem sexo é sexo e amor é sexo também!

Você irá tocá-lo da forma como descrevo a seguir, com o objetivo de aproximar vocês mais ainda um do outro. Esses toques são cruciais para ele estar 100% envolvido com você em pensamentos libidinosos.

No caso de homens com quem você ainda não tem intimidade, você provavelmente já cumpriu as outras fases da rotina de DDS e já o tocou no braço, na altura do bíceps, certo? Só que aqui os pontos-chave vão além do toque do bíceps. Você será mais ousada ainda.

Usando também de uma brincadeira, você irá colocar sua mão na nuca e no peito dele.

Você pensa que, agindo assim com um homem com quem você não tem intimidade, estaria se atirando para cima dele? A resposta é não.

Se você estivesse se atirando para ele, teria de estar com um microvestido, colada nele e, ainda por cima, estaria forçando-o a falar com você. E não é isso o que vai acontecer: com essa rotina que explico, se você a seguir à risca, fará com que ele converse com você, por livre e espontânea vontade, de tão interessante que está a sua companhia. O que acontece é que, com o despertar do desejo sexual, você irá alimentar a imaginação dele com pensamentos libidinosos, com o consentimento dele, e com a disposição desse homem em continuar no jogo. Pode ter certeza, ele não irá se sentir nem um pouco forçado a essa situação, muito pelo contrário: ele não vai querer que você pare ou sequer vá embora sem ele ao seu lado.

A brincadeira da nuca é a seguinte: você diz a ele que tem como saber se ele tem um bom desenvolvimento cerebral, com atividades normais e capacidade de gerar impulsos lógicos e, portanto, inteligentes, acima da média dos outros homens. Você diz a ele que há um estudo japonês que comprovou que a existência de um determinado aspecto no afundamento da ligação da nuca com a coluna vertebral está diretamente relacionada a esses fatores.

Provavelmente, ele irá dizer que todas as pessoas possuem um leve afundamento. Então, você diz a ele: "Não, segundo eles, é diferente esse afundamento, vamos testar?", e carinhosamente enlace seus dedos pelo cabelo dele, na região da nuca, procurando o afundamento. Talvez você ache, talvez não, isso depende do grau de tecido adiposo que ele possui na região do pescoço – de qualquer forma, o estudo não existe. Depois de "procurar" bastante você diz: "É, eu acho que os japoneses não estão com nada mesmo".

Não importa se o teste é uma furada e se ele percebeu isso, o que importa é que você o tocou na nuca e isso é muito excitante para o homem – nesse momento, ele a imagina uma dominadora na cama.

Outro toque que é importante você realizar com um homem na hora de aplicar o DDS é tocar o peito dele enquanto conversam sobre qualquer assunto. Em determinada parte, se não concordar com alguma coisa, por exemplo, coloque a mão no peito dele para interrompê-lo, dizendo: "Não, querido, veja bem, eu penso que...", então tire a sua mão; o toque é leve, certo? Com isso, você dá a entender que está aberta a aproximações.

Sabe o que vai acontecer? Você verá que ele simplesmente estufa o peito enquanto conversam. E nem vai se importar se você ficar discordando do que diz, para ele é importante que você continue tocando-o daquele jeito.

Outra maneira de seduzi-lo para deixá-lo excitado e imaginando situações com você é a brincadeira do lóbulo da orelha. Você diz a ele que sabe como detectar quando um homem está falando a verdade e quando está mentindo. Certamente, ele irá perguntar como isso é possível. Você diz que é pelo teste do lóbulo da orelha.

Ele vai perguntar: "Como é esse teste?". Então, você diz que ele deve fazer uma afirmação qualquer sobre algum fato que tenha acontecido na vida dele, diz que ele tem a opção de mentir ou falar a verdade, e que você dirá precisamente se o tal fato ocorreu ou não.

Aproveite para ser esperta nesse momento: saiba que isso que ele for contar tem um aspecto importante na vida dele. Provavelmente, é algo sobre o que ele gosta de conversar.

Assim que ele contar, você diz que vai aplicar o teste do lóbulo. Então, aproxime-se, e, com seus dedos polegar e indicador, segure o lóbulo dele e massageie suavemente por uns dez segundos, fazendo movimentos circulares. Esse toque, por mais inofensivo que seja, tem um efeito no outro, deixa a pessoa vulnerável. É como o toque na nuca – no fundo, é como um carinho sensual.

Depois desses dez segundos de massagem, você passa para o outro lóbulo, a fim de deixá-lo mais tolo ainda... Assim que terminar, diga a ele: "Você falou a verdade!", com cara de cientista. Se ele disser: "Puxa! Como você sabe?", responda que é um segredo poderoso e que você não pode revelar. Se ele disser que você errou, então diga:

"Realmente, esses japoneses não estão com nada, vou parar de ler os artigos que eles publicam".

Claro que ele vai perceber que é uma brincadeira, mas isso não tem a menor importância, porque ele está gostando de brincar e, mais ainda, está gostando do seu toque. Amiga, isso é indiscutível, eu tenho uma mente treinada para pensar a partir de vários ângulos, e um desses ângulos é o masculino. Eu convivi tanto com homens que me habituei ao raciocínio deles, aprendi como eles veem o mundo e traduzo os sinais deles facilmente. Esse é o meu talento.

Eu não entendo de política, quase nada de futebol (apenas o suficiente para despertar a atenção de um homem que me interessa), não sou boa em matemática, sou péssima em informática, mas sei melhor do que ninguém sobre os homens – aliás, eu sei mais sobre eles do que eles próprios sabem sobre si mesmos. E é fato: quando você tocar o lóbulo da orelha dele carinhosamente, esse homem vai passar a delirar com suas mãos, porque se você foi capaz de causar arrepios nele com apenas dois dedos, imagine o que você não faria com as mãos? É nisso que a mente dele irá se concentrar.

Então, lindona, deixe a conversa fluir, porque se você já completou as quatro ações do DDS e chegou até aqui acompanhando a sequência desse jogo, esse cara estará completamente ensandecido por você e será a vez de ele fechar o tabuleiro e dar o xeque-mate. E se por algum motivo vocês não forem para a cama instantaneamente, saiba que ele terá você em pensamentos por muito tempo. O que não é nada ruim, afinal o DDS foi prolongado por mais tempo e isso inquieta a mente do rapaz. Ele poderá até ter uma relação sexual com outra mulher, mas digo com quase toda a certeza do mundo que ele pensará em você até mesmo durante o ato. E vai procurar por você.

***

Agora, vou falar de estratégias de **toque de pontos específicos** que servem para o caso de um homem com quem você já tem intimidade – trata-se de uma ação bem diferente daquela que você toma com um homem do qual já é íntima. Uma vez que já tenha relações sexuais com ele, você tem de ser mais incisiva, mais direta e mais ousada em seus toques. Aqui vão as dicas do que você pode fazer para deixá-lo excitado antes de levá-lo para a cama e enlouquecê-lo de vez.

A estratégia mais simples que há, e que dá certo, é passar a mão no bumbum dele em lugares públicos, em um momento em que ninguém possa ver, que apenas ele perceba que você o acariciou. Dê boas risadas. Você pode, por exemplo, fazer isso no shopping, quando ele for pagar o estacionamento. Você se engancha atrás dele como quem vai dar um abraço por trás e então aproveita o momento. Pode ser na subida da escada rolante ou no momento em que a vendedora de uma loja se vira para averiguar o preço.

Ele ficará imaginando que você está pensando em alguma sacanagem. E saber que a mulher que está com ele tem essa capacidade faz com que ele se sinta animado.

Outra maneira de realizar a ação de **toques em pontos específicos** é ficar acariciando o pênis dele enquanto ele dirige e troca a marcha do carro. Brinque com ele e diga que você também vai trocar a marcha.

Quando estiverem em um restaurante, experimente sentar ao lado dele e, se houver uma toalha que cubra boa parte da mesa, aproveite também para acariciá-lo por baixo, sem que ninguém perceba.

***

Está certo que nenhuma dessas dicas é novidade: na verdade, elas foram escritas aqui para ser um convite para você realizá-las, porque embora você já tenha pensado sobre elas ou ouvido falar delas, penso que não chegou a colocá-las em prática, ou, se colocou, foi em início de relacionamento, certo? E por poucas vezes, correto?

Sabe, aí está o erro da maioria das mulheres: com o passar do tempo pensam que isso já não é mais importante e então deixam de cuidar desses detalhes, que no fundo são muito importantes para o dia a dia do casal.

Quando você realiza ações que envolvem sexo, direta ou indiretamente você se conecta mais com quem você está. Por isso é importante introduzir o sexo em vários momentos do dia, e não somente deixar para aquela noite em que você irá fazer sexo com ele.

Quanto mais o cotidiano do casal tiver conotações sexuais, melhor será a relação sexual. Portanto, grave isso como uma fórmula básica para todo o sempre. A salvação da sua vida sexual está muito mais ligada a quanto você se conecta a ele durante o dia de forma sensual do que propriamente a uma posição sexual determinada ou à realização de uma fantasia.

O sexo faz um homem se ligar a você de forma inconsciente. Depois, quando ele perceber, já estará apaixonado e fazendo planos.

Mas o que eu espero com este manual é muito mais abrir a sua mente e fazer você gostar do sexo do que um treino para você fazer um belo teatro, em que encena que gosta de sexo e, assim que a cortina se fecha, você tira correndo a calcinha pequena e a separa para fazer depilação no dia que sabe que vai rolar aquele encontro mais quente.

A Deusa do Sexo vive o sexo como algo que é parte da sua vida. Isso para ela é tão bom, tão normal e ao mesmo tempo tão especial que ela cuida da sua sexualidade com a mesma naturalidade com que cuida de si, dos seus afazeres, da alimentação, do trabalho e da sua vida como um todo. Sexo para ela não é um setor distante na sua vida e desconectado de todo o resto. Sexo é parte da sua vida.

Para a Deusa do Amor, não existe um setor com botão liga e desliga, o que existe é um botão sempre ligado. Isso não significa que ela estará o tempo todo pronta e querendo fazer sexo a qualquer momento. Isso significa que os canais sexuais dela estão sempre abertos. Seja um pensamento, seja a compra de uma *lingerie*, seja a leitura de um livro, seja assistir a um DVD que explica como fazer pompoarismo, seja na aquisição de uma revista que contenha dicas de sexo.

Você sabe por que os homens parecem estar quase sempre prontos para o sexo e por que se excitam mais facilmente do que as mulheres? Porque eles cresceram falando sobre sexo de uma maneira livre, falando abertamente e em diversos momentos do dia a dia, diferentemente da maioria de nós, mulheres, que acabamos raramente incorporando esse assunto ao nosso dia a dia, por causa dos tabus. E falar e pensar em sexo nos faz ficar mais "ligadas" em sexo. Você entende agora por que eu gosto tanto de sexo e por que estou quase sempre pronta?

É porque, assim como os homens, eu passo o dia todo falando sobre isso, lendo sobre isso, assistindo vídeos sobre isso, pesquisando sobre sexo, conversando com diversas pessoas sobre esse assunto etc. Logo, estou mais ligada a sexo.

A nossa vontade sexual é despertada por algum fator desencadeante e que não aparece do nada. Pode ser uma cena de um filme, um homem muito bonito que passou por nós, a leitura de uma dica de sexo em algum artigo, uma foto excitante na internet. Note que quem está sempre fazendo está sempre querendo. Quem não faz e não pensa sobre isso, simplesmente sente cada vez menos vontade de fazer.

Tire o exemplo por você. Tenho absoluta certeza de que sua libido aumentou quando você começou a ler este livro, certo? E foi justamente porque você está pensando sobre sexo que isso aconteceu. Aliás, com toda a certeza você está querendo terminar de ler este manual logo, para colocar em prática as dicas deste livro e experimentar tudo logo de uma vez, certo? Eu sei, amiga, eu te entendo; eu estou escrevendo, em que estado você imagina que eu me encontro? Imagino você lendo.

E é exatamente nesse ponto que quero chegar: que você passe a encarar o sexo como algo normal, saudável e sem qualquer sentimento de culpa, pecado ou com sensação de que está fazendo algo imoral ou, pior ainda, algo que faça você involuir espiritualmente.

Sexo não está do lado oposto do crescimento espiritual, entenda isso. Você pode muito bem evoluir espiritualmente, buscar ser um ser humano melhor e ao mesmo tempo procurar evoluir sexualmente também.

Olha, vamos fazer essa caminhada juntas? Tem ainda o sexo tântrico, e é muito interessante. Mas aqui neste livro o que eu vou fazer é ensiná-la a enlouquecer um homem na cama, lembra?

Sexo tântrico é outro estilo de sexo, mas você não vai fazer com quem acabou de conhecer, nem com quem você está se relacionando há pouco tempo. Sexo tântrico é um sexo realizado com quem tem sintonia espiritual com você e que vibra na mesma faixa energética. A maioria dos homens, digo 99%, não está preparada para fazer a busca pelo sexo tântrico.

Portanto, enlouqueça-o e quando estiverem juntos em uma relação estável decidam o melhor momento de iniciarem a busca por outros patamares. Mas, nesse caso, o homem também deve querer e estar ciente do que seja sexo tântrico, e ciente de que os parâmetros de vocês dois irão novamente mudar em relação ao sexo, porque o tantrismo possui outro enfoque, bem diferente deste.

No sexo tântrico não existe sacanagem, existe somente amor, paciência, muito carinho, calmaria e busca pelo hiperorgasmo. Acho válido, admiro os casais que vivenciam esse estilo e sugiro a você que, com o passar do tempo, escolha o tantrismo como uma opção sexual para a sua vida.

Eu digo mais: tantrismo requer outra filosofia de vida e conduta. Provavelmente, o homem que você escolheu ainda não adotou esse estilo de vida (visto que a maioria dos homens ainda está perdida neste planeta) e pode ser também que ele desconheça o significado de sexo tântrico. Portanto, vamos pelos passos certos, porque sexo tântrico você faz com quem compartilha dos mesmos princípios evolutivos que você. Essa é outra etapa, primeiro vamos laçá-lo na cama, certo?

Enlouqueça-o, realizem-se sexualmente juntos, ponham em prática suas fantasias sexuais, libertem-se juntos, experimentem muitas maneiras novas e diferentes de fazer sexo, criem raízes um com o outro e busquem cada vez mais ampliar a conexão um com o outro. Então, quando chegarem a esse ponto da relação, será o momento de vivenciarem o sexo tântrico.

Mas, enquanto não chega essa hora, vamos ao que interessa, não é mesmo, garota? Vamos revirar a cabeça desse homem e enlouquecê-lo de vez. Então, em resumo, o que você fará para despertar o desejo sexual dele é simplesmente seguir a rotina de DDS, que inclui quatro ações fundamentais: olhar, provocar, falar e tocar. Resultado: ele vai ficar enlouquecido pelo desejo de ter você na cama!

5. VOCÊS ESTÃO NA CAMA. E AGORA, O QUE VOCÊ FAZ?

Sai correndo e manda um e-mail para mim, mas antes telefona para sua amiga para contar a novidade, claro. Esqueça! Mande o seu depoimento para o nosso fórum feminino no site <www.vanessadeoliveira.net> e deixe a ligação para sua amiga para mais tarde! Agora é o momento de simplesmente se concentrar em se desconcentrar de tudo aquilo que pertence ao mundo material e se atirar de cabeça em tudo aquilo que pertence ao mundo sensual.

E por que falo mundo **sensual** e não mundo sexual? Porque você vai usar seus cinco sentidos para ter e dar um momento de muito, muito, muito prazer, de forma sensual. A sua sensualidade estará ligada ao sexo, mas também ao tato, à audição, ao olfato, à visão e à gustação de uma forma como antes não estava. A sensualidade tem extrema importância em uma relação sexual e tem de ser usada. Sexo sem o uso da sensualidade é apenas um coito.

Sabe todas aquelas vezes em que você almejou a entrega total, a união carnal ou espiritual e um orgasmo tão avassalador que o antes é tão bom quanto o depois? Você pode, sim, ter tudo isso. E terá.

Vamos aos fatos. Caso você não tenha intimidade com o homem com quem vai fazer sexo, ou se tiveram apenas um encontro ou poucos encontros e você já pôs o DDS em ação e ele se excitou tanto que você nem sabe mais dizer com certeza como foram parar no quarto, só sabe que já estão prestes a começar uma relação sexual, eu pergunto: você sabe o que vai fazer nesse momento?

Nessa hora, mil coisas vão lhe passar pela cabeça: faço oral? Devo fazer anal? Deixo que ele faça sexo oral em mim? E a posição "de quatro", devo fazer? Beijo de que jeito? Tiro a roupa dele? A minha roupa primeiro? Estou fazendo a coisa certa? Aaaaaaah, socorro! Faça o que eu digo que você vai bem, tá? Primeiro, você vai mergulhar de cabeça nessa transa. Veja: você já está no quarto com ele, certo? Vocês dois querem transar. Você o provocou de diversas maneiras e agora ele está na sua rede (embora pense que é você que está na dele!). Se você simplesmente tirá-lo de cima de você e disser: "A gente precisa ir com mais calma", ele pode ficar p... É claro que você não precisa fazer nada que realmente não queira. Mas, se você pular fora da cama no último minuto, então começará a ver tudo ir por água abaixo. Nessa hora você não pode deixar sua mente ser ocupada com nenhuma neura.

Acontece que há mulheres que, quando estão na hora H, simplesmente morrem de culpa, ficam indecisas se estão fazendo a coisa certa e acabam se preocupando se ele irá pensar que ela é uma "vadia" (desculpe a expressão, mas é isso mesmo), a quem depois irá desvalorizar e espalhar entre os amigos a transa fácil que conseguiu. Pensando assim, muitas mulheres param o sexo no início, simplesmente, abruptamente param. Travam.

Garota linda, pense comigo, você é a deusa do amor e do sexo e, portanto, uma mulher madura – mesmo que tenha 18 anos. Você é, acima de tudo, descolada, mesmo porque depois da leitura deste livro não há como ser diferente. Então, não me faça um papelão desses. Como eu já disse, é claro que você não deve fazer nada por obrigação e é óbvio que você tem o livre-arbítrio e o direito de simplesmente parar na hora em que bem entender. Mas, se você está querendo enlouquecer esse homem na cama, saiba que a hora de recuar é lá atrás, durante a sedução, e não agora, ok? E que simplesmente dar um atestado de imaturidade e insegurança bem no momento em que você tem de demonstrar exatamente o contrário é como dar um tiro no pé.

Para continuar tendo chance de enlouquecê-lo, caso você tenha o ímpeto de parar, será necessário fazer isso antes de terminar o DDS ou, no máximo, logo depois das quatro ações. Caso faça isso, pelo menos tenha uma boa desculpa para sumir da frente dele, porque provocar um homem ao extremo e não ir para a cama com ele será visto como uma afronta. A maioria dos homens nessa hora ficaria com raiva de você, mesmo demonstrando compreensão no momento, e pensaria que tudo o que você queria era apenas brincar com ele e, provavelmente, o que ele irá fazer depois é brincar com você, de forma consciente, na tentativa de se vingar. Isso, é claro, porque ele acredita que você está no papel de uma mulher que está se fazendo de difícil.

Ele ficará superchateado. Eu não vou me deter aqui em discutir se ele está certo ou errado, vamos abordar somente as vias de fato e o que vai acontecer na prática. Imagine-se no lugar dele. É como se você estivesse na sua confeitaria preferida, prestes a abocanhar aquele maravilhoso bolo de chocolate que você passou horas desejando, e, quando finalmente vai comer a primeira fatia, vem o confeiteiro, tira o garfo da sua mão e diz: "Acho que vamos parar por aqui, não vou mais lhe dar o bolo, estou indeciso". Bem, você certamente teria vontade de mandar o confeiteiro looonge, bem longe, certo?

Portanto, conscientize-se bem disso: se você topou ir para a cama com o sujeito, não deverá simplesmente pular fora por causa de receios, indecisão, preceitos, julgamentos ou sentimento de culpa. A não ser, é claro, que ele lhe dê motivos para isso. Mas, se tudo está correndo bem, não tenha a famosa síndrome de, no último minuto, fazer aquela cena toda de que não irá transar de jeito nenhum porque "é errado" ir para a cama com ele logo que se conheceram, de que você surtou e encontra-se agora no maior arrependimento da sua vida, entrando em crise existencial e com Deus por causa disso, porque vai parecer uma palhaçada.

Se você tiver uma preocupação dessas, há uma solução. Você diz a ele: "Querido, eu sou uma mulher muito bem resolvida entre quatro paredes, não sou 'fácil', porque as pessoas que me têm não são aquelas que me querem simplesmente, mas sim aquelas que eu quero também. 'Fácil' eu seria se qualquer zé mané me quisesse e me tivesse, certo? E eu acho que você não é um zé mané, estou certa?".

Eu já fui casada com um psicopata, sei como eles agem e aprendi muito sobre as estratégias e a facilidade que eles têm de convencer suas vítimas. A técnica é muito simples e pode ser usada por você – de maneira sadia, é claro.

Quando você quer que um homem pense algo a seu respeito, você precisa antecipadamente ditar o pensamento a ele e conduzi-lo para aquela linha de raciocínio. Fazendo isso, antes que o pensamento dele esteja formado, você consegue implantar o seu modo de pensar sobre o dele com maiores chances de sucesso. Os psicopatas "preparam terreno", ou seja, falam previamente, assim encurtam o trabalho da mente do outro de raciocinar sobre o assunto, pois eles próprios acabam dando já a conclusão do fato.

Tenha para você esse parâmetro: quando duas pessoas que você conhece brigam entre si, a probabilidade de você tomar partido e acreditar na versão da pessoa que veio lhe contar primeiro sobre a briga é maior, porque seu cérebro estava neutro e teve seu pensamento conduzido por uma linha de raciocínio. Uma vez implantado o pensamento, fica mais difícil de ser modificado. Então, adiante-se e em algum momento da conversa entre vocês dois fale o que expliquei. Ele não pensará mais que você é fácil, mas sim que ele é um cara especial.

Agora que vocês estão juntos e você já está decidida a seguir adiante sem espécie alguma de neura, mostre que é uma mulher autoconfiante – e se não é, pelo amor de Deus, finja ser! Porque é justamente uma mulher autoconfiante que **enlouquece um homem na cama** (e na vida também)!

Você vai simplesmente ser e agir como tal, você vai interpretar esse papel tão bem a ponto de você mesma acreditar que é autoconfiante, e, portanto, agirá com naturalidade. Certo? Encare os fatos da seguinte forma: não tem volta, o que resta a fazer? Curtir, se entregar e "deixar" rolar. Uma vez que você tenha todos esses conhecimentos que estou passando, você terá mais tranquilidade na hora de ir para a cama com um homem.

Então, que tal surpreendê-lo? Simplesmente, em vez de cada um tirar a sua própria roupa, coloque uma música e dance para ele, tirando sua roupa enquanto se embala no ritmo. Vou lhe dar umas dicas muito importantes a seguir.

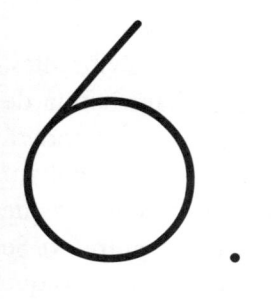

6. Como fazer o *striptease* dos sonhos

De que forma fazer isso e não parecer ridícula? Faça movimentos simples, porém bem-feitos. E, é claro, ensaie em casa diversas vezes antes, até que para você isso comece a ser natural. Não deixe para treinar somente ao vivo e na hora H.

Quando eu era garota de programa, dançava para praticamente todos os meus clientes, e no início ficava ressabiada, sim, tinha insegurança e, se me atrapalhava com algum ritmo que ainda não tinha decorado bem, já errava toda a sequência. Só que com o passar da rotina, ou melhor, do treino, você vai pegando o jeito, e se der uma erradinha faz um improviso e tudo dará certo. A questão é ir se acostumando.

O ideal é treinar várias vezes com a mesma música, porque seu ouvido tem de se acostumar com aquela batida. Você tem de se sentir una com aquela música. Você tem de estar completamente confortável dentro do ritmo para a dança parecer natural, sensual e bonito de se ver.

Veja quais os principais passos que você precisa fazer e o que uma iniciante faz para não "pecar" e se sair muito bem em sua performance.

Você vai precisar se sentir muito gostosa nesse momento, vai agir como se fosse perfeita. No fundo, autoconfiança é um segredo fundamental. Imagine um *striptease* de uma mulher que demonstra ter vergonha do próprio corpo. Inaceitável! E vou contar uma coisa: no *strip*, a maneira de realizar os movimentos conta muito mais do que as formas perfeitas. Então, a ordem aqui é se "achar a dona do pedaço". Sim, você será rainha unânime nessa hora, dona total da situação.

As músicas preferidas pelas *strippers* profissionais são as vibrantes, como música eletrônica, *pop rock* e aquelas que tenham batida de bateria ao fundo. Se o seu estilo for outro, mais calmo, você poderá usar as músicas românticas também, embora as vibrantes tenham maior impacto. É mais fácil fazer *strip* com uma música lenta do que com uma vibrante, então tudo dependerá de você e do seu treino. Se você se dedicar, poderá fazer um *strip* empolgante. Mas é claro que um *strip* lento e muito bem-feito também é muito legal e apreciado pelos homens.

Striptease também fica bonito quando a mulher usa salto alto; pode ser do tipo plataforma ou salto fino, e, quanto mais alto ele for, mais sensual o *strip* parecerá.

O seu homem deve estar situado em um nível mais baixo do que você: sentado em uma cadeira, deitado na cama ou sentado no chão. Você estará em nível mais elevado para demonstrar subliminarmente o poder. Outros aspectos evidenciam o seu poder também: o fato de haver uma chama no quarto ajuda a dar esse ar de dominação e poder. Pode haver velas aromáticas ou até mesmo aquelas labaredas falsas usadas à entrada de restaurantes tailandeses, por exemplo, que imitam fogo, mas que na verdade são uma montagem à base de luz vermelha, tecido leve e ar.

O olhar é um ponto-chave: a mulher domina a situação ao encarar o homem e penetrá-lo profundamente com seu olhar, no jogo dos olhos nos olhos. Experimente fazer isso: ele se sentirá totalmente dominado diante de uma mulher tão ousada! Se você baixar um pouco o seu queixo, seu olhar ficará mais evidente e mais penetrante ainda. Experimente fazer isso diante de um espelho. Seu olhar tem principalmente o intuito de passar a ele a mensagem de que você está segura do que quer.

Faça isso agora mesmo! Pare um pouco a leitura e treine mirando a própria imagem de seus olhos profundamente. Você verá quão encantadora ficará. Teste-se. Isso faz parte. Isso é necessário. Estamos falando de teoria que tem de ser colocada em prática e executada várias vezes até que se atinja a perfeição.

Sabemos que você vai dançar conforme o ritmo da música, que vai treinar várias vezes antes e vai olhar dentro dos olhos dele de maneira ousada e sedutora. E saiba que é você que irá estabelecer a hora em que vai tirar a roupa, se ele vai poder chegar perto e se poderá passar as mãos pelo seu corpo.

Os movimentos são quase todos serpenteados, com o quadril sempre em movimento e concentrando os movimentos mais evidentes nessa parte do corpo.

Seu andar será na ponta dos pés, certo? Não como um pé de bailarina caminhando sobre os dedos, mas da seguinte forma: quando você levantar seus pés do chão, a pontinha do pé deverá estar esticada. Experimente caminhar várias vezes no ritmo da música, em que a base do pé passa a ser a ponta do pé e a primeira a tocar o chão.

Você já observou como a Beyoncé caminha em seus vídeos? Caminhe daquela forma. Um pé na frente do outro, sem ter muito espaçamento entre as pernas, pisando com firmeza, e usando muito mais a ponta do pé que o calcanhar em cada pisada. Assim você obterá graça ao caminhar. Enquanto caminha, você pode colocar as duas mãos na cintura, por exemplo, marcando mais ainda sua silhueta.

Mantenha os quadris sempre em movimento e fique olhando para o seu homem. Exagere no movimento dos quadris, porque fica bonito quando exagerado. Rebole com desenvoltura, sem nenhuma timidez. Até que chega o momento em que você decide tirar a primeira peça de roupa. E você não olhará para a peça a ser tirada, você continuará olhando firmemente para os olhos dele enquanto tira a peça e enquanto continua rebolando – porque o que você sempre deve fazer, em 90% do *strip*, é mexer sinuosamente os quadris.

Outro detalhe importante: é interessante que as peças sejam fáceis de tirar, o que demonstra destreza da sua parte. Você é tão dona da situação que consegue arrancar tudo sem atrapalhação. Você entendeu qual é a impressão que ele tem de ter de você?

Por isso, as roupas geralmente devem ser fáceis de desabotoar. A primeira coisa a fazer é soltar o cabelo, caso esteja preso. Então, sacuda-o com a cabeça, mesmo que o cabelo pareça desalinhado e selvagem, certo? Movimente a cabeça com força para os lados, para os cabelos se espalharem.

Depois, é a vez da blusa, ou de qualquer parte de cima que você esteja vestindo e que anteceda o sutiã. Aqui, você se vira de costas para tirar, deixando a curvatura das suas costas à mostra. Você pode, ainda de costas, jogar a peça nele. Pode simplesmente estender um de seus braços na horizontal, segurando delicadamente a peça pela pontinha de seus dois dedos e então soltar a peça abrindo repentinamente os dedos, ou ainda virar-se para o homem e jogar nele a peça, enquanto sorri.

No caso de um sutiã que antecede os seios nus, saiba que a abertura da peça tem de estar virada para ele. Ou seja, o homem deve visualizar o desengate do sutiã quando for a peça-chave que evidenciará o corpo. Isso excita mais ainda a imaginação dele.

Vou explicar como funciona fisicamente o tesão no homem, certo? O visual é algo que eleva tanto a libido dele que, quando provocado, ele vai ficando mais excitado. E, conforme a excitação aumenta, ele vai sentindo o intumescimento do pênis. Isso, por si só, já o deixa ainda mais excitado, porque mexe com seu ego. Nesse momento, ele se sente mais homem ainda, devido à capacidade de ereção. Cada fator novo que surge e que o induz a se excitar é como uma fisgada peniana que ele sente, que é a resposta para a excitação. Quando você desengata o sutiã sob o olhar do seu homem, saiba que ele sentirá uma fisgada.

Tirar a parte de baixo é sempre o mais difícil, e isso deve ser feito sem que os olhos da *stripper* saiam da mira dos olhos do homem. Provavelmente, você estará de saia, então, para não prender o salto alto na peça, mantenha os pés bem juntos, puxe a saia lentamente abaixo dos quadris e depois deixe que ela escorregue sozinha por suas pernas. Na hora de sair de dentro da peça – que, provavelmente, se encontrará no chão –, faça isso de forma delicada.

Agora sobrou a calcinha: existem algumas maneiras simples, mas bem interessantes, de tirá-la. O que dá para fazer é usar calcinhas com lacinhos nas laterais, mais fáceis de serem tiradas. Vire o quadril na direção do homem e mostre a ele o lacinho sendo desfeito com apenas uma das mãos. Pode-se inclusive fazer uma brincadeira com a calcinha, desamarrando-a dos dois lados e movendo-a entre as pernas, para a frente e para trás, enquanto você caminha pelo quarto, mantendo a calcinha bem esticada e segurando-a bem pelas pontas. Esse movimento é bastante sensual. Calcinhas bem interessantes, também, são aquelas com engate metálico na lateral, que as *strippers* profissionais usam bastante. Independente do modelo, elas têm de ser sempre minúsculas, ok?

Você pode ainda usar uma calcinha normal, virar de costas na hora em que for tirá-la, deixando seu bumbum totalmente à mostra para ele, e rebolar; a cada rebolada completa, com o quadril girando apenas no eixo central da sua coluna, você abaixa um pouco a calcinha. É como se fosse um minirrebolado. Por fim, com as pernas esticadas, você abaixa toda a calcinha. Saiba que, para esse movimento, é necessário que você tenha boa flexibilidade.

Ainda de costas, acaricie seu bumbum com a mão – ele ficará imaginando como é a sensação de passar a mão no seu bumbum. Mantendo-se de costas, você pode caminhar sinuosamente e deixá-lo tocar seu bumbum.

Por fim, vire-se repentinamente para ele, cobrindo o púbis com as mãos, e brinque com ele como quem tira e ao mesmo tempo não tira a mão, a fim de deixá-lo ver o que você está cobrindo. Nesse momento, você pode sorrir para ele.

Saiba que os homens têm muita curiosidade em saber como é a vulva de uma mulher. Não, não são todas iguais! Existem dos mais variados tipos, com diferenças na depilação, na cor ou no formato.

Você tirou? Nessa hora, a música deveria estar terminando, caso contrário, você pode fazer um passo bem legal enquanto está completamente nua e ainda de saltos altos.

Você se aproxima de onde ele está deitado ou sentado, flexiona uma de suas pernas e coloca o pé sobre o pênis dele, mostrando a ele quem é que manda. Você pode tirar também o salto e colocar seu pé descalço na glande do pênis. Continue seguindo o ritmo da música com o seu quadril. Nesse momento, seria muito interessante ter aqueles frufrus de perna, que são os lacinhos usados para valorizar a perna, como aquele lacinho que a personagem Betty Boop usa nos desenhos. Retire-o lentamente da perna e jogue sobre ele.

A mão da *stripper* é usada para valorizar o local sobre o qual ela está querendo chamar a atenção do homem; por exemplo, quando quer que ele olhe para os seus seios, passa a mão sobre eles e os acaricia.

O homem é tão visual que, quando a mulher faz isso, ele se imagina acariciando ela. Quando ela se toca, é como se ele a estivesse tocando. Quando ela faz um *strip* em um poste de *pole dance*, ele a imagina dançando com o pênis dele. Se ela segurar o mastro ou uma varinha, significa, para ele, que ela está segurando o pênis dele – o homem chega quase a ter essa sensação física de tanto que o visual mexe com seu lado psicológico. O mesmo acontece quando ela dança e passa no meio das pernas a parte rígida de um chicote.

Saiba de algo superimportante: quando um homem ri em um *strip*, isso significa autodefesa, ele sabe que está vulnerável. Tentará parecer o contrário, portanto, não fique chateada e continue, como se nada tivesse acontecido.

Existe algo simples no *strip* que é fundamental você fazer em algum momento. É o *flash*, o movimento de colocar o cabelo todo para a frente e jogá-lo com força para trás. Isso é bastante sensual.

O segredo do *strip* é causar suspense, portanto, nada de ir tirando a roupa toda de uma vez. As cores da *lingerie* devem ser fortes, chamativas (ninguém faz *strip* de *lingerie* bege!). Use vermelho, azul-turquesa, verde, laranja e até preto. *Lingerie* branca, só se você tiver pele morena ou quando for fazer *strip* e quiser encarnar uma personagem inocente.

Sugestões de músicas:
Satisfaction – versão Britney Spears
I just wanna make love to you – Etta James
Slave to love – Bryan Ferry
You can leave your hat on – Joe Cocker (trilha do filme 9 ½ Semanas de Amor)
Garota nacional – Skank
Like a virgin – Madonna
It's a heartache – Bonnie Tyler
You sexy thing – Hot Chocolate

Light my fire – The Doors
Crazy – Aerosmith
Buttons – The Pussycat Dolls
Sweet dreams (are made of this) – Eurythmics
Whatever Lola wants – Ella Fitzgerald
Sway – The Pussycat Dolls

Sugestões de roupas:
Conjunto de minissaia, salto plataforma, top e camisete por cima.
Uniforme de time de futebol com *lingerie* muito sexy por baixo.
Conjunto completo de espartilho com cinta-liga e minissaia.
Fantasia de enfermeira.
Fantasia de colegial.
Vestido longo com as costas à mostra, no caso de *striptease* com música lenta.
Coloque um "frufru" na parte superior da sua perna, que é aquele adereço que a personagem Betty Boop usa em uma das pernas, como um lacinho.

Sugestão de ambiente:
Meia-luz. Se não tiver um abajur com luz baixa, você pode usar velas. Ou então poderá trocar a lâmpada fria da peça por uma lâmpada vermelha. Há ainda o *laser*, disponível em muitas lojas de iluminação e que deve custar em torno de 150 reais. Ele reproduz o efeito pisca-pisca das boates e, aliado à música, dá um ar muito sensual ao ambiente.
Você pode fazer o *strip* na sala, com seu homem sentado no sofá ou em uma cadeira, ou no quarto do casal, com ele deitado na cama.
Agora que você já conhece esses detalhes simples, porém importantes, pratique em casa e faça aquele *strip* de arrasar para seu homem. Você não precisa de grandes técnicas, algo simples e bem-feito surte um efeito incrível. Siga meu conselho, treine umas dez vezes antes de se apresentar a ele. Treinando você adquire segurança para fazer um *strip*.

***

Muito bem, o *strip* acabou. E agora?

Você está toda poderosa e nua, diante de um homem e dominando completamente a situação. Você já sabe o que vai fazer?

Provavelmente, a essa altura ele já agarrou você e até se esqueceu de tirar a própria roupa, então, em vez de fazer isso por ele – afinal, você agora é a deusa do amor e do sexo, portanto, já abandonou definitivamente aquela velha fórmula de tentar agradar ao homem como se fosse uma serviçal –, o que você irá fazer é se jogar na cama enquanto ele tira a própria roupa e assiste a um grande show particular, que a maioria dos homens almeja muito ter uma oportunidade de ver, mas que poucas mulheres fazem, por vergonha, por inexperiência ou por total falta de conhecimento: você vai se masturbar para ele.

Exatamente isso. Você vai surpreendê-lo com uma das cenas mais sensuais que um homem pode assistir na vida, e vai fazer isso com todo o louvor para o seu próprio bel-prazer (e o dele)!

Muito forte para você? Muito inusitado? Você acha ousado demais? Tem medo de estar tomando uma atitude equivocada? Lembre-se: confie em mim, porque eu realmente entendo desse assunto, eu sei o que estou dizendo, já enlouqueci muitos homens e estou dando a chave de ouro para você deixá-lo maluco.

Lembre-se nesse momento de quantos homens você verdadeiramente enlouqueceu até hoje. Agora, olhe para a atitude que você tinha entre quatro paredes e você verá que faltou fazer isso que eu lhe disse, entre outras dicas que já dei.

Sim, você já sabia que olhar penetrantemente era importante, sabia que *strip* é legal e se masturbar para um homem não é nenhuma novidade para você. Mas mesmo assim você não fazia, certo?

Este livro, além de relembrar dicas antigas, oferece práticas novas, e sanar dúvidas também é um grande propulsor de coragem na sua vida sexual, para você realizar muitas coisas de que já ouviu falar, mas que não tinham embasamento teórico, ou dicas vindas de uma fonte sem credibilidade, ou sem ter alguém experiente para dizer a você o que realmente funciona e faz toda a diferença.

Portanto, amiga, sem o menor pudor, enquanto ele praticamente rasga as roupas tentando tirar a calça antes do sapato (porque nessa hora ele nem vai mais estar pensando direito e a maioria dos homens é extremamente desajeitada na hora de tirar a roupa), você vai deitar-se confortavelmente, vai abrir as suas pernas flexionando-as levemente e vai se masturbar para ele, olhando-o firmemente nos olhos.

Saiba que ele estará surtado de tanto desejo por você nesse momento! Amiga, se o homem tiver ejaculação precoce, nesse momento provavelmente ele já era!

Agora, eu vou lhe perguntar algo bastante íntimo – como se já não estivéssemos falando de intimidades desde o começo, não é mesmo, amiga? Eu gostaria de saber se você tem o costume de se masturbar, se você gosta e se você sabe fazer. Mais ainda, queria lhe perguntar se você tem orgasmos quando se masturba.

Isso é importante saber, e, caso você ainda não tenha tido orgasmos até hoje, vamos tentar encontrar juntas o motivo e buscar uma maneira de resolver esse problema. Se isso não for possível de acontecer com você por motivos fisiológicos (o que é uma raridade), vamos procurar uma maneira de você ter prazer no sexo mesmo assim. Porque há uma maneira, sim. Orgasmo é muito bom, não vou negar, mas todo o sexo antes do orgasmo também é bom. Se você for uma mulher anorgásmica, não chegará a ter o orgasmo, mas ainda há todo o resto que pode ter.

Deixe-me falar algo para você: não são raras as mulheres que são capazes de ter um orgasmo, mas que mesmo assim nunca sentiram um. A principal causa da falta de orgasmos para essas mulheres são os tabus, ou seja, os pensamentos equivocados de que sexo é "coisa de homem", que mulher não precisa sentir prazer ou, ainda, o sentimento de culpa causado pelas crenças religiosas. A segunda causa é a não descoberta do próprio corpo, e a terceira são traumas sexuais que impedem a mulher de ver o sexo como algo positivo, e há ainda outros motivos implícitos, como medo da perda do autocontrole e uma mescla de frustração, baixa autoestima e conformidade.

Mas vou falar outra coisa para você, amiga: apesar de seu orgasmo ser responsabilidade sua, há, sim, homens que são tão ruins de cama que não propiciam prazer à mulher na hora do sexo. E o problema também é que há muitas mulheres com poucos parceiros durante sua vida sexual e que, portanto, não possuem muitos parâmetros para comparar seus parceiros e saber se o sexo com eles é bom ou não.

A repressão sexual advinda dos tabus tem grande representação porque impede a liberação da fantasia erótica, o que é um fator importantíssimo para o orgasmo feminino. Se uma mulher não fantasiar situações eróticas, o orgasmo não irá acontecer. Se não descobrir as partes de seu corpo que mais respondem aos estímulos, ela também não aprenderá a ter prazer sexual e, portanto, não será uma deusa do amor e do sexo. Pois, diferentemente do homem, que tem o pênis exposto, a mulher tem de descobrir o clitóris e a vagina, órgãos que, junto com a mente, são essenciais para o orgasmo.

E você quer ter orgasmos, certo, amiga? Mais do que representar um papel, você quer estar dentro do papel de maneira verídica, você quer ser uma deusa do amor e do sexo de corpo e alma, certo? E mais, quer se divertir, ter prazer e enlouquecer junto com seu parceiro. Sim, uma verdadeira deusa do amor e do sexo enlouquece junto com o seu homem. Se você já tem orgasmos, então você quer ter cada vez melhores, não é mesmo?

Aqui vai a dica para aquelas que almejam atingir esse patamar: **comece pela masturbação!**

7. APRENDENDO A SE MASTURBAR COMO UMA DEUSA

Acredite em mim: as mulheres realizadas sexualmente são justamente as que mais se masturbam, porque conhecem tão bem seu corpo a ponto de saberem o que funciona melhor para elas. E é você quem tem de descobrir primeiro seu próprio corpo, para depois poder ajudar seu homem a explorá-lo melhor. Não tenha vergonha, masturbe-se e entregue-se de corpo e alma a você mesma. A seguir, vou ensinar passo a passo como se masturbar.

Escolha um momento em que sabe que estará sozinha, que o seu telefone não irá tocar e que ninguém chegará de repente em casa. Deixe seu celular no silencioso. Você precisa ficar concentrada em você.

Pegue um espelho antes, deite-se na cama e abra suas pernas. Visualize, através do espelho, todo o seu órgão genital. Identifique o que é o clitóris (seu ponto principal de prazer), a uretra (por onde você urina), a vagina (outro ponto de prazer e que é onde o pênis penetra) e visualize os pequenos e grandes lábios (outros pontos de prazer, que ficam ao redor da vagina). Toque levemente esses lugares com o dedo, para você experimentar qual é a sensação de cada um deles. É muito importante saber a localização exata de cada parte. Muitas mulheres confundem clitóris com uretra, por exemplo. Clitóris fica acima da uretra e a vagina abaixo da uretra. Veja a figura a seguir, muito comum em livros de anatomia, e visualize todo o seu órgão genital, identificando em você quais partes são o quê. Agora que você já sabe, vire essa página, pois aula de anatomia não provoca tesão em ninguém e a figura serve somente para você se conhecer um pouco mais. Portanto, deite-se de maneira bem confortável e vamos começar.

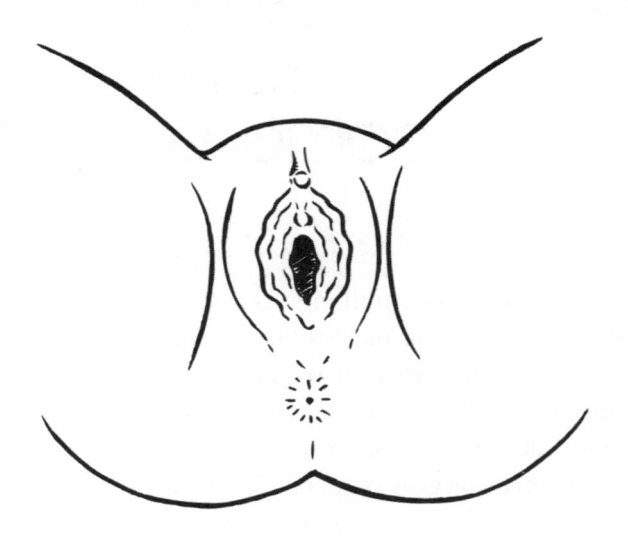

Uma dica bacana: agora que você já sabe onde fica o seu clitóris, é muito importante que depile em volta dele. Quanto mais a área estiver exposta ao contato, melhor. Os pelos em torno dele atrapalham a sua sensibilidade. Vá a uma boa depiladora, peça para ela fazer a depilação em você e, de preferência, use cera líquida – não fique acanhada, depiladoras estão mais do que acostumadas a isso.

Faça uma depilação completa do clitóris para baixo, e isso inclui a depilação com cera também nos grandes lábios e na região anal. Confie em mim, depois da depilação, você vai agradecer por ter seguido essa minha orientação, porque sua sensibilidade vai quintuplicar!

Dói um pouquinho na hora, coisa de três segundos (completamente suportável), mas o resultado é fantástico! Por que você acha que me depilo todo mês? E olha, o seu pelo vai ficando cada vez mais fininho e cada vez dói menos. E você vai se sentir muito bem depois que estiver toda limpa, dá um tremendo alívio. Na parte de cima, o púbis, não é necessário depilar, ok? Somente em volta do clitóris e para baixo dele. Quanto mais lisa estiver a superfície, mais sensível ao toque e ao roçar ela será. Prefira cera quente a gilete, porque quando se utiliza esta última, depois de três dias os pelos já nascem e causam incômodo, além de que nascem mais grossos e, por isso, atrapalham na sensibilidade. Cera fria, nunca!

Se você não está acostumada com a luminosidade na hora de fazer sexo, inicialmente comece se masturbando à meia-luz ou então no escuro. Conforme você vai se acostumando, procure os ambientes mais claros, assim você se acostuma também a fazer sexo com a luz acesa. E essa variação também é muito legal.

Agora, vamos começar a prática da masturbação. Abra bem suas pernas para o clitóris ficar mais exposto, isso é importante, porque ele tende a ficar mais escondidinho na maioria das mulheres. Use sua lubrificação íntima, que naturalmente há na sua vagina, para lubrificar o clitóris. Você sentirá prazer ao tocar o seu clitóris se ele estiver lubrificado, caso contrário, o atrito seco do seu dedo nele apenas causará irritação no local. O clitóris deve ser lubrificado para poder ser tocado (isso é megaimportante).

Se você não produz lubrificação suficiente, não fique pensando que você tem algum problema, é normal. Nem todas as mulheres produzem lubrificação suficiente, nem mesmo quando estão excitadas, e há aquelas, ainda, que não produzem nenhuma e outras que só ficam lubrificadas depois de muito tempo – inclusive há quem se lubrifique apenas depois do orgasmo. Para esses casos, use gel lubrificante à base de água. Há quem use a própria saliva, mas estamos mais modernas hoje em dia, certo, amiga? Enfim, se você decidir se masturbar e não tiver gel na bolsa, então está valendo sua saliva, desde que seja somente para o toque ao clitóris, tá? No caso do gel à base de água, pode ser a quantidade de meia colherinha de café, que você coloca no seu dedo ou diretamente sobre o clitóris, que já é suficiente. Gel costuma ficar mais tempo sem ser absorvido, por isso você continua se concentrando somente em você enquanto se toca, já sua saliva terá de ser reposta várias vezes e você perde o ritmo. E gel é mais viscoso para deslizar o dedo, portanto, fica mais gostoso. E isso é perfeito.

Agora, experimente se tocar e faça-o de várias formas, até descobrir qual lhe agrada mais. Movimentos circulares em torno do clitóris e sobre ele são interessantes. Experimente com uma das mãos fazer movimentos de fricção leve em torno dele no sentido vertical também, e com a outra mão experimente acariciar seus seios, na região dos mamilos; puxe-os levemente para cima, isso costuma dar prazer. Quanto mais ritmados forem os movimentos, mais facilmente você chegará ao orgasmo. Solte os quadris se sentir vontade de movimentá-los conforme a excitação se aproxima. Se você trocar de ritmo e intensidade constantemente, estará retardando o processo orgasmático. Para acelerar a vinda do orgasmo, mantenha o movimento no mesmo ritmo. Detalhe: quanto mais tempo você levar para gozar, a partir do início da masturbação, mais intenso será seu orgasmo.

Pense em situações eróticas. Entregue-se à sua imaginação, fantasie cenas, tenha certeza de que o erotismo faz parte de você e que é saudável sentir tesão por situações fantasiosas. Não há como entrar em estado de excitação e disparar o processo orgasmático se o seu psicológico não trabalhar e se envolver nesse momento. Então, bote essa mente para funcionar e fantasiar. Imagine-se em situações inusitadas. Faça-o sem a menor culpa, não há o menor pecado nisso e não há motivo algum para você se sentir anormal. Todo mundo, **absolutamente todo mundo**, eu disse, pensa bobagem quando está excitado. Portanto, tente algumas opções em sua imaginação: dois homens com você, ou quem sabe três, penetração dupla em você, dois homens se beijando, você beijando uma amiga, você e alguém famoso, posições que você gostaria de ter coragem para fazer e ainda não fez (e que depois deste livro você vai pôr em prática, né amiga?), você e uma mulher desconhecida etc. Enfim, na sua imaginação você pode tudo e sem culpa! E também não tem obrigação alguma de acontecer.

É importante que você não se cobre ter o orgasmo, que não fique aflita esperando o momento de ele vir, porque aí é que ele não vem mesmo, e quando vem acaba sendo de baixa qualidade.

Experimente pegar uma de suas mãos, espalmá-la sobre o seu púbis, perto do clitóris, e retrair toda a pele para cima em direção ao seu umbigo, e com a outra mão toque o clitóris. Você perceberá que será extremamente excitante porque dessa forma você "puxa" para cima a pele que recobre o clitóris e consequentemente ele ficará mais exposto. Há mulheres que não gozam porque seu clitóris fica muito escondidinho e "protegido" por uma pelezinha que o encobre, o que diminui a sensibilidade ao toque.

Não use somente seus dedos, você também pode usar outros objetos, como vibradores ou próteses penianas. Veja bem, são duas coisas diferentes. Vibrador é algo que vibra e pode ter qualquer formato, geralmente é em formato cônico; já a prótese peniana é no formato de um pênis e quase sempre é feita de látex, para se assemelhar ao órgão. E já adianto: próteses com movimentos de entrar e sair no canal da vagina não fazem mulher nenhuma atingir o orgasmo; use um vibrador para estimular de forma direta o clitóris, pois aquele "treme-treme" todo é muito gostoso. Você pode comprar um minivibrador no *sex shop* (preço médio de 50 reais) apenas para ficar estimulando seu clitóris. Faça aquela espalmada com a mão que ensinei e use o vibrador para você ver como é bom.

Há ainda no *sex shop* calcinhas com vibradores e o famoso *butterfly*, que é um dispositivo que você acopla na região do clitóris, liga e fica experimentando as sensações de "treme-treme" que você regula a partir de um controle remoto.

Uma pausa para confessar algo: depois que você aprende a se masturbar, você resolve muitos dos seus problemas de estresse sozinha e descobre que homem não é algo tão vital assim na sua vida!

Outra boa sugestão é a mangueirinha do chuveiro. Retire a ponta do chuveirinho e use somente a mangueirinha. Direcione o jato de água para o clitóris e experimente-o em vários ângulos, bem como as diferenças de pressão da água. Use seu dedo para diminuir ou aumentar a luz do tubo da mangueirinha e coordenar a pressão da água. Quanto mais forte a água tocar você, mais fácil será de sentir prazer e atingir o orgasmo. Fique de cócoras no box, abra suas pernas, direcione o jato para o clitóris ou coloque um pouco de condicionador nos seus dedos e masturbe-se, tocando apenas o clitóris em movimentos ritmados. Não introduza os dedos em sua vagina de jeito nenhum com condicionador na mão, é só para o clitóris, pois a vagina tem mucosa.

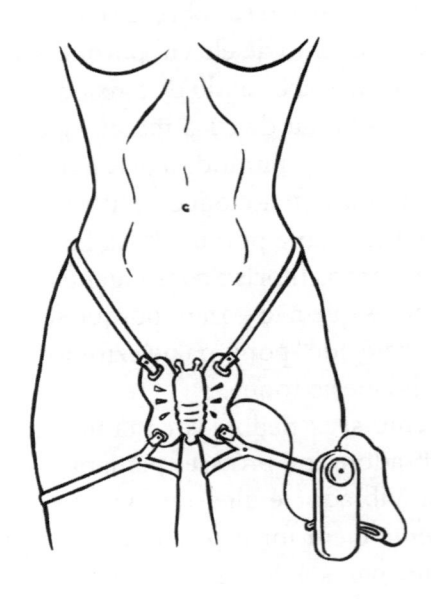

Pode-se também usar o jato forte da hidromassagem. Eu mesma usei diversas vezes. O importante é gozar, né amiga? De que maneira, é sempre um detalhe!

Experimente coisas diferentes, você precisa ousar e recriar em cima dessa base que lhe dei. Alguém aí já se masturbou com a parte de trás da escova elétrica? Eu já. Funciona como um vibrador, mas aviso de antemão: não use as cerdas, senão, o efeito será o mesmo de uma lixa; use a parte de trás das cerdas. Podem ser usados outros objetos também, desde que tenham superfície lisa.

Quando você se masturba, você relaxa. Independentemente de ter um companheiro, existem situações em que você deve conectar-se a você mesma. Sexo nada mais é do que conectar-se ao outro, portanto, conecte-se a você mesma de forma mais intensa, descubra-se, experimente em você aquilo que é bom, qual toque agrada e de que maneira você o aprecia mais – no fundo, principalmente no início de um relacionamento, você é um orientador de prazer para a outra pessoa.

A maioria das mulheres pensa que o homem deve adivinhar quais são os seus pontos particulares. Elas acreditam que a existência ou não da química está decretada na primeira relação sexual e que se não acertar de primeira é porque a química não vai rolar.

Bem, vamos começar quebrando esse tabu: química é algo que o casal muitas vezes vai descobrindo aos poucos, ok? E a mulher tem de fazer sua parte ajudando o homem a desenvolver esse apreço pelos pontos particulares dela e que causam melhores sensações.

Você já parou para analisar que os homens quase nunca têm dificuldade em pedir a posição que lhes agrada mais? Por que com você seria diferente? E de que forma você vai ajudá-lo se não conhece direito a si própria? Escute aqui, amiga, **a salvação está na masturbação!**

Outro ponto em que a masturbação ajuda é em manter o equilíbrio na hora das conquistas amorosas. Você sabia que muitos homens se masturbam antes de levar uma mulher para jantar pela primeira vez? Isso os deixa mais tranquilos e menos ansiosos no jantar, faz com que fiquem menos desesperados para levá-la para a cama, o que poderia colocar tudo a perder, quando o interesse real deles é o de possivelmente iniciar um relacionamento com essa mulher, ou até mesmo porque ela pode se assustar com o enfoque imediatista dele no sexo. Além do quê, um homem com menos libido pensa melhor, elabora suas frases melhor na hora da conquista e, com isso, sua estratégia de conquista pode ser mais eficaz, uma vez que ele está em perfeitas condições de pensar.

O mesmo se passa com uma mulher que se masturba: ela relaxa, não sente tanto tesão, logo, parece estar menos desesperada para ir para a cama com alguém ou encarar um relacionamento imediatamente, o que quase sempre repele os homens que saem para jantar com ela.

Tem mulher que não se masturba para "economizar tesão" para a hora da relação sexual. Ledo engano, porque quanto mais você se masturbar, mais aumentará a sua libido. Orgasmo é algo que vicia e com o qual o corpo se acostuma. Você tem hoje um orgasmo, amanhã outro, depois de amanhã outro? Vai querer ter no dia seguinte também.

Masturbação serve também para você descobrir se tem capacidade de chegar ao orgasmo ou não. Há mulheres que pensam que são anorgásmicas porque nunca tiveram um orgasmo durante uma relação sexual, mas não podemos nos esquecer de um detalhe importante: quase sempre o homem não sabe os pontos em que a mulher mais gosta de ser tocada e como.

E você sabia que para os homens há também esse dilema e essa cobrança pessoal na hora do sexo? Sim, as coisas estão mudando e existem muitos homens estressados e preocupados em fazer sexo muito bem, porque as mulheres, finalmente, mesmo que aos poucos, estão começando a ficar mais exigentes. E, fique pasma, a concorrência entre eles está aumentando. Sim, os homens andam bastante preocupados em agradar as mulheres, tanto que o uso do Viagra vem crescendo gradativa e assustadoramente. Eles também andam em busca de livros de sexo que os ajudem a ter um desempenho melhor com as mulheres. Prova disso é eu ter escrito livros com dicas para eles e para a felicidade de vocês, porque, venhamos e convenhamos, sejamos sinceras umas com as outras: tem muito homem ruim de cama por aí!

Uma mulher que não aprendeu a se masturbar e teve poucos envolvimentos em sua vida e porventura acabou tendo um relacionamento com um homem que tinha desempenho sexual ruim acaba acreditando que tem anorgasmia (falta de orgasmo) ou que o problema é com ela, por não conseguir sentir tesão e ser a responsável por não haver aquela "pegada" toda na cama.

Vamos tocar rapidamente nesse assunto: algo que a deusa do amor e do sexo tem e que uma mulher comum não tem é a plena consciência de que o orgasmo dela é responsabilidade dela. E que o orgasmo dele é responsabilidade dele. A deusa do amor e do sexo não é uma serviçal treinada para dar prazer ao homem, como uma gueixa, ela é treinada para dar prazer a si mesma, até porque ela sabe que, se fizer isso, o homem que ela deseja irá enlouquecer totalmente por ela.

Por exemplo, a deusa do amor e do sexo faz um *striptease* para agradar ao homem, sim, pois sabe que ele irá enlouquecer por ela, mas acima de tudo ela o faz para se sentir mais deusa e poderosa ainda. A deusa do amor e do sexo se diverte com seu poder sobre um homem, delicia-se com o prazer que ela se dá e gosta de fazer sexo porque descobriu quanto isso faz bem para o emocional, espiritual e físico dela. Portanto, a deusa do amor e do sexo está centrada em si e não em seu homem.

Aproveito para dar um alerta sobre um comportamento típico de um homem que não tem aquela pegada, que sabe que é inadequado para as mulheres. Ele, quando vê que não teve um desempenho muito bom com você, tende a falar sobre alguma ex e sobre como o sexo era alucinante com ela. Dessa forma, muitas mulheres acabam pensando que o problema é delas e ficam, inclusive, muito preocupadas em superar a ex do sujeito na cama. Esqueça esse tipo de homem, ele faz muita jogada. Aliás, o que você pode dizer para um homem assim quando topar com um pela frente é: "Ah, sim, o sexo de vocês dois era tão bom, mas tão bom, que agora você está aqui comigo...". Dessa forma, ele perde as estribeiras e vai parar de tentar inferiorizar você. Aliás, nesses momentos, tirar um sarro básico de um homem assim é sempre a melhor atitude, porque se ele perceber que você aderiu ao pensamento dele, ele se sentirá seguro, encontrará seu ponto frágil e usará isso para desestabilizá-la emocionalmente. Isso, quando ele for um homem mediano, claro. Um homem sensato e respeitador não agirá dessa maneira.

Voltando à masturbação: sabe que outro benefício existe? Manter o canal da vagina lubrificado, o que o mantém protegido de bactérias comuns às mulheres. Quando você se masturba, se lubrifica, e, se atingir o orgasmo, fica mais lubrificada ainda. Quando você se masturba, torna-se mais "soltinha", aos poucos vai se acostumando com a ideia de que é bom ter aquela sensação. Isso vai preparando você cada vez mais para o sexo. A masturbação torna uma mulher livre. E quando você é livre na cama, você se torna uma mulher boa de cama.

Não despreze a masturbação – é fazer sexo com a pessoa que você mais ama.

Woody Allen

Então, amiga, agora que você já sabe como é que se faz, pratique em casa sozinha e dê esse show de presente para o seu homem enquanto ele tira a roupa e se joga em cima de você. E não espere outra coisa, porque imóvel ele vai ficar só por poucos segundos.

Uma vez estando ele ao seu lado, ou em cima de você, é hora de você masturbá-lo também ou pedir para ele acariciá-la.

Saiba que nem sempre os homens sabem tocar uma mulher; a maioria deles age da mesma forma, como se estivesse se masturbando, ou seja, fricciona fortemente o seu clitóris, com a mesma intensidade com que fariam com a glande deles. Cabe a você segurar a mão dele e freá-lo. Segure delicadamente os dois dedos dele (indicador e anular), mostre como é o movimento e fale: "Faça de forma delicada", ou sugira a forma como você quer. Veja bem, um homem não nasce sabendo, não consegue adivinhar quase nada em você e, muitas vezes, acostumou-se com mulheres que não falavam que realmente não estavam gostando, por medo de desagradá-lo.

A deusa do amor e do sexo não sofre pelo sexo, não se submete ao que não suporta e não tem medo de desagradar. Ela simplesmente fala educadamente e resolve a diferença, o que deixa os homens muito confortáveis em relação a ela. Quando um homem é legal, ele vê sua observação com maturidade e fica feliz porque vê a possibilidade de se acertarem na cama. Aprenda: um homem que não a ouve na cama é um homem que não serve para estar com você sobre ela.

Uma vez que ele já saiba tocá-la, você também irá masturbá-lo – não que ele precise disso para ter uma ereção, porque, sinceramente, com essa rotina ele já estará mais do que pronto. Mas você irá, sim, pegar o pênis dele e acariciá-lo, com o intuito de demonstrar domínio sobre ele, domínio da situação toda, desejo por tocá-lo e para dar prazer a ele também. E você não vai chegar até o pênis dele aos pouquinhos, você deve ir direto ao ponto, como se não tivesse vergonha nenhuma e estivesse muito acostumada.

Lindona, os homens podem ter, de vez em quando, fetiche por mulheres puras, inocentes e tímidas. Mas não é por elas que de fato eles enlouquecem, ok? Então, em nenhum momento se preocupe se irá desapontá-lo, porque isso não vai acontecer – muito pelo contrário. Se você tiver classe (e não estou falando de dinheiro, muito menos de puritanismo), e entre quatro paredes se revelar a deusa do amor e do sexo, esse homem rastejará dia e noite atrás de você.

Todas as moças bem comportadas que conheci estão, até hoje, esperando um homem que um dia irá enlouquecer por elas. É que a bem comportada está esperando o reconhecimento pelos bons modos. Um homem pode até casar com ela, se ele não tiver outra opção em um momento de fraqueza emocional, mas a mulher inesquecível na mente dele é aquela que superou expectativas, que o dominou, que o surpreendeu na cama e agiu como uma verdadeira deusa do amor e do sexo. Então, minha amiga, faça isso da forma certa e dê a ele uma "punheta arrasadora", enquanto ele a toca e a deixa também preparada para enlouquecerem juntos.

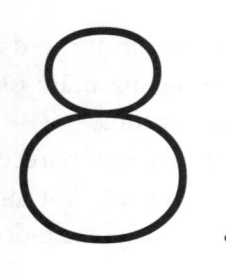

8. REGRAS DE MASTURBAÇÃO NO HOMEM PARA ENLOUQUECÊ-LO

Agora, preste atenção nestas dicas de como masturbar um homem da maneira correta.

Segure o pênis dele com vontade e firmeza, sem demonstrar timidez, insegurança ou medo. Treine em casa com uma banana (isso não é uma piada). A forma como você segura uma banana-nanica na hora de comer é a forma como você irá segurar o pênis de um homem.

Segure inicialmente o corpo peniano, envolvendo todo o pênis com a palma da sua mão. Faça compressão com seus dedos em torno do pênis, de forma alternada, como se fosse uma onda de pressão.

Diga para ele nesse momento: "Agora o seu pau é meu", olhando-o dentro dos olhos. Provoque-o mais ainda e diga: "Eu vou usar quanto eu desejar!".

Escorregue sua mão para cima, a fim de tocar o ápice do pênis, porque é na ponta da glande que está o canal da uretra, por onde irá sair um líquido lubrificante (que deverá ser transparente). Você vai usar esse líquido para lubrificar toda a glande, que você vai acariciar circularmente. Com a glande lubrificada, o toque será muito melhor, e tudo o que você fizer será muito bem-feito, amiga linda, por mais básico que seja: uma simples masturbação para a deusa do amor e do sexo nunca será apenas isso, será **a** masturbação.

Se ele não produz lubrificação inicial o suficiente, não fique tímida: vá até sua bolsa, retire o seu gel lubrificante e coloque um pouquinho em sua mão. A deusa do amor e do sexo tem autonomia em cima de uma cama e isso é enlouquecedor para os homens.

Inicialmente, você vai fazer movimentos circulares em torno da glande. Imagine-se lustrando um globo que cabe na sua mão; os movimentos devem ser firmes, mas, ainda assim, delicados.

Continue dizendo frases excitantes, como: "Este seu pau parece ser uma delícia", "Olha que glande enorme", "Como é duro", "Vai ser tão gostoso você me comer". Essas frases o deixam mais excitado ainda. Preferencialmente, sussurre ao ouvido dele.

Agora, inicie os movimentos de ir e vir na vertical, subindo da base do pênis até o ápice. Obrigatoriamente, para ser uma masturbação nota 1000, sua mão tem de estar lubrificada e deve deslizar sobre o pênis sem encontrar muita resistência.

Uma dica megaimportante: durante o movimento, a divisão interna do seu dedo polegar deverá passar exatamente sobre o freio do prepúcio, a fim de estimulá-lo mais. O freio do prepúcio é uma membrana de pele que se assemelha a uma costura enrugadinha de um tecido, e localiza-se entre o corpo peniano e o início da glande, no lado inferior do pênis. (Mas se estiver ereto, como saber o que é inferior e superior, amiga?) Se o pênis não estivesse ereto o freio do prepúcio estaria atrás do pênis e você somente o veria se o levantasse com a mão e retraísse o prepúcio, que é a membrana que recobre o pênis quando ele está flácido, a fim de protegê-lo. O freio do prepúcio é a parte mais sensível do pênis, contém um número enorme de terminações nervosas e é exatamente ali que seu polegar deve passar durante o movimento de ir e vir.

Vamos olhar novamente uma ilustração de anatomia para saber exatamente onde fica? Por este desenho você terá uma noção, mas se quiser algo mais detalhado sugiro um livro de anatomia.

Faça movimentos rítmicos para dar mais prazer a ele, mas em dado momento interrompa esse movimento, pois não queremos que ele finalize justamente agora.

Segure os testículos carinhosamente e brinque com eles, dessa forma você faz uma demonstração de intimidade.

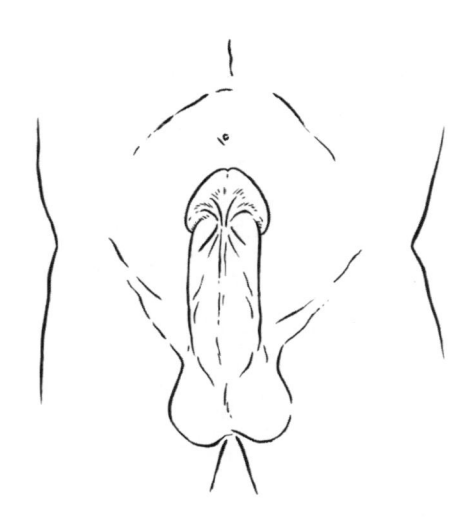

Passe suas mãos por entre as pernas dele, na virilha, e seja audaciosa nesse momento: acaricie o períneo, que é uma região extremamente sensível e que se encontra entre os testículos e o ânus. Calma, você não precisa acariciar o ânus dele, só o períneo. Eu também concordo que é muita coisa para uma mulher tímida em um primeiro momento, embora eu vá te inspirar a fazer exatamente isso mesmo mais adiante.

Agora que você já o masturbou, você vai passar para o próximo passo, irá dizer a ele: "Você promete que não vai tirá-lo da minha boca?". Esse homem já estará subindo pelas paredes, e o que você vai fazer é um sexo oral dos deuses!

9. O MELHOR SEXO ORAL DO MUNDO

Amiga! Preste bem atenção no que vou falar: homens gostam muito de oral, as garotas de programa são *experts* e travestis, mais ainda, por isso eles contratam tanto esses profissionais. As dicas que vou passar são as que eu uso para enlouquecer um homem, misturadas com as dicas de outras mulheres que atualmente são profissionais do sexo e com as dicas de travestis também. Ou seja, é um sexo oral fantástico, para deixar qualquer homem de quatro por você.

Portanto, use essas dicas a seu favor, quero que você saiba enlouquecer um homem na cama como ninguém. E, amiga, não há homem que não goste de receber sexo oral, até hoje não conheci nenhum. A língua e a boca têm a temperatura e a umidade ideais para tornar essa carícia extremamente excitante.

Por incrível que pareça, não é o sexo anal o campeão do *ranking* das preferências sexuais masculinas. Nada disso! O vencedor é o sexo oral. Sexo anal é como um complemento, mas sexo oral é fundamental. E para praticamente todos os homens deste planeta a prática oral será sempre muito importante, ou seja, sexo oral não pode faltar na hora da transa.

E acredite, há muitas mulheres que não fazem – e um homem que se relaciona com uma mulher que não pratica sexo oral é um homem frustrado. Saiba que você não conseguirá enlouquecer um homem se não praticar muito bem o sexo oral nele. E um homem enlouquecido é um homem seduzido. E um homem seduzido é capaz de qualquer coisa por você. E o que você quer é ter poder sobre ele, não é mesmo? É por isso que você está lendo este livro. Então, torne-se mestra na arte do sexo oral, porque toda deusa do amor e do sexo sabe fazer maravilhosamente bem!

A primeira grande dica é manter a boca e a língua bem umedecidas. Como a glande do pênis é uma região bastante sensível, é preciso diminuir o atrito seco, e a saliva ajuda a tornar o toque mais excitante, pois desliza melhor.

Primeiro você começa pela fala, dizendo o quanto gosta e sente prazer em fazer oral nele e tudo aquilo que já te expliquei nas páginas anteriores. Os elogios direcionados ao pênis causam muito tesão em um homem. Ele precisa saber, verbalmente e por atitudes, que o seu pênis lhe agrada. Isso faz um bem emocional enorme para o homem e ele mostra maior desempenho sexual ao sentir-se aprovado e desejado.

Aproveite enquanto fala um pouco mais e massageie novamente suas partes íntimas, acariciando os testículos dele, um de cada vez. Se ele for depilado nessa região, coloque um dos testículos na boca e brinque com sua língua delicadamente nele. Depois é a vez do outro lado. Acredite, ele vai adorar toda essa sua intimidade com ele sem "pedir licença"! Seja delicada ao tocar os testículos com a sua boca, lembre-se de que é uma região sensível. Se ele não for depilado, deixe pra lá, há certas coisas a que você não precisa se submeter. Caso você já tenha um relacionamento com ele, incentive-o a se depilar – se ele não quiser usar cera quente ou raspar os pelos com gilete, está valendo passar a máquina 1 para aparar bem o pelo (questão de higiene) ou então cortar tudo bem rente à pele com uma tesourinha.

Depois de falar e acariciar os testículos, segure com vontade o pênis, não como quem tem medo, mas com firmeza, com maestria. Lembre-se, é você que está no comando.

Falou, segurou? Então, é hora de pôr em prática o oral. Comece pela glande: com a sua boca bem úmida, englobe-a, envolvendo-a por inteiro. Nessa hora, deixe a língua flácida, bem mole, e faça movimentos circulares com a glande em sua boca e também com a língua em torno da glande enquanto ela está dentro da sua boca.

Sexo oral não é apenas colocar e retirar o pênis da boca. Sexo oral é a arte de excitar o pênis por meio de carícias provocantes, feitas com a sua boca – detenha-se nesse conceito que você se sairá muito bem.

Experimente abrir a boca, deixar o pênis apenas encostado nos seus lábios e passar a sua língua ao redor do membro, somente a sua língua se movimenta. Você também pode fechar os lábios, fazendo um biquinho, e esfregar a glande neles, como se estivesse borrando o batom.

Segure o pênis com uma das mãos, olhe sensualmente para ele e bata com o pênis em seu rosto. Se você já viu filme pornô, com certeza deve se lembrar dessa cena. Para não se machucar, direcione o contato do pênis à sua mandíbula, pois é um osso e você praticamente não irá sentir nada. Diga a ele: "Que surra gostosa que eu estou levando!", e sorria.

Brinque com a glande em sua língua. Agora você já sabe onde fica o freio do prepúcio, certo? Pois é ali mesmo que você irá passar a sua língua. Deixe-a mole e acaricie a região com ela. Mantenha-se por um tempo nesse local, em movimentos circulares e lentos. Provavelmente, você irá vê-lo respirando fundo para não ter um orgasmo imediato. Solte sua mão, que antes segurava o corpo do pênis, e apoie-a na cama; você agora irá manter o pênis dentro da sua boca sem segurá--lo com nenhuma das mãos. Você praticamente fará miniflexões enquanto leva o pênis para dentro da boca e o retira até a altura da glande. Permaneça assim por algum tempo. Depois, retorne e mantenha apenas a glande em movimentos circulares de entrar e sair da sua boca.

Seria legal se você intercalasse os movimentos de penetração superficial do pênis em sua boca com algumas investidas mais a fundo. Eu sei que é mais complicado, pois toca a sua epiglote quando você vai mais fundo, e é normal sentir ânsia nesse momento, mas se você colocar sua língua no fundo da boca, impedindo o pênis de tocar a epiglote, você dará muito prazer a ele e não terá a sensação de refluxo. Não é necessário fazer inúmeras investidas profundas consecutivas; se você as intercalar com penetrações da boca superficiais já estará ótimo.

Você vai precisar se coordenar, porque o ideal em um sexo oral enlouquecedor é que tudo se movimente, tanto a boca como a língua, e até mesmo as mãos. Portanto, mesmo que a boca faça movimentos de ir e vir na vertical, sua língua poderá estar fazendo círculos na glande dentro da sua boca.

Perceba algo: com o passar do tempo, você fará isso tudo com muita maestria, será como dirigir: você mudará a marcha automaticamente, sem ficar pensando, mas apenas seguindo seu *feeling*. Quando isso acontecer, saiba que você está *expert* em sexo oral.

Há mais uma variação de sexo oral muito prazerosa e um tanto acrobática, que exige a coordenação motora: enquanto sua boca faz movimentos na vertical e sua língua faz movimentos circulares, a sua mão passará a acompanhar o movimento de ir e vir da boca para cima e para baixo, não esquecendo, é claro, que o seu polegar irá tocar o freio do prepúcio assim que sua boca der espaço a ele. Sim, é possível realizar essas manobras facilmente, nada que, treinando, você não consiga.

Para deixar tudo isso mais excitante, veja só o que você ainda pode fazer. Coloque seus cotovelos na cama, afastados um do outro, segure o pênis com a mão e fique na posição "de quatro". Nessa posição, ele verá você fazendo sexo oral nele e verá também toda a curvatura do seu bumbum aparecendo, por cima de você. Para que isso seja possível, deixe seus ombros menos elevados e arqueie bem para cima o seu quadril. A visão que seu homem terá será extremamente excitante, e ele vai ficar louco!

Há um espelho atrás de você? Perfeito! Ele irá amar a possibilidade de poder olhar por trás de você e ter toda a visão que você tem a lhe oferecer.

Vamos deixar tudo isso mais interessante ainda? Com uma mão você segura o pênis para ajudar na masturbação simultânea com o oral e com a outra mão você irá acariciá-lo logo acima do púbis, com movimentos circulares até a altura do umbigo. Pouquíssimas mulheres sabem, mas essa é uma região muito erógena para o homem. Experimente e depois vá lá ao fórum do nosso site contar. Vamos manter contato ainda, certo, amiga?

Outra variação que você pode fazer é esta: assim que você executar a última manobra, vire-se de costas, ou seja, com o bumbum voltado para ele, e continue fazendo sexo oral. Assim, ele pode olhar e tocar as suas partes íntimas. E, caso ele tenha vontade de fazer a posição conhecida como "69", ele poderá tocar uma de suas pernas e puxá-la para ele a fim de também beijar suas partes íntimas.

Se você gosta de sexo oral, e acredito que goste, não resista. Não crie aquele mecanismo psicológico de resistência a sexo ou a determinadas posições por receio do que ele vá pensar de você. Saiba que ambos estão ali entregues ao prazer.

Um homem raramente faz em cima da cama aquilo que não quer; se ele resolveu iniciar um "69", saiba que ele gosta disso – que bom! Sinal de que ele não é egoísta e retribui. Quem tem o péssimo costume de fazer o que não quer em cima da cama são, infelizmente, as mulheres. E se o "69" começar, entre na brincadeira. Sabe, essa é uma posição de muita intimidade, mas depois que vocês dois já foram parar nus em cima da mesma cama, já estão em uma situação íntima, portanto, timidez não deve rolar.

***

Uma dica importante: caso o homem tenha alguma dificuldade fisiológica ou psicológica de ereção, faça o seguinte: durante o sexo oral, com uma das mãos você segura a base do pênis e estrangula a base do corpo do pênis nessa região, entre os testículos e o início do corpo peniano, como se estivesse enforcando a base do pênis. Dessa forma, diminui o retorno de sangue e o pênis ficará mais intumescido e, consequentemente, mais ereto. Faz-se com a mão o que o anel peniano faria nessa região.

Na figura a seguir, mostro um anel peniano tradicional, que homens com dificuldade de ereção usam nas relações sexuais. Eles o colocam em torno do pênis antes da ereção, bem na base do membro. Há alguns anéis penianos que possuem vibração, pois ao mesmo tempo que ajudam na ereção masculina, também estimulam o clitóris da mulher quando o casal está, por exemplo, na posição papai e mamãe.

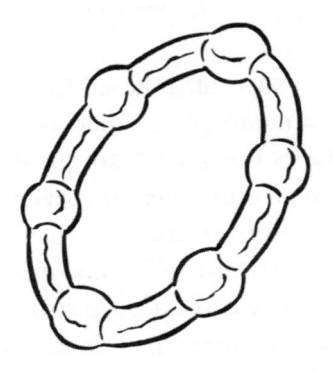

Não esqueça: a base do pênis também deve ser explorada por sua língua, e, apesar de a parte mais erógena do pênis ser o freio, você também pode sugar a região da virilha, com movimentos circulares da língua.

* * *

Experts em sexo oral abusam dos movimentos repetitivos, fazendo inicialmente um oral devagar, carinhoso e delicado e depois acelerando os movimentos e sugando com mais intensidade enquanto mantêm o ritmo.

Observe as reações do seu parceiro, pois é muito importante o seu *feeling* na hora, assim você vai percebendo o que agrada mais ou menos, conforme as reações dele.

Importante: não roce seus dentes no pênis, a sensação é bastante desagradável. Tente usar muito mais os seus lábios, e, quanto mais moles eles estiverem, melhor. A boca tem de ser um órgão acolhedor, então o oral será muito bem-vindo. Uma boca e uma língua rígidas não são muito convidativas, isso será usado apenas para algumas intercalações.

Amiga, não salive muito a ponto de sua saliva escorrer pelo pênis, mas mantenha sempre a umidade da boca e sua língua molhada, ok? Isso é bem importante.

Para aumentar a força do orgasmo, faz-se com que o momento dure o maior tempo possível, mudando de ritmo quando o homem estiver a ponto de ejacular. Dessa maneira, é possível "controlar" a hora em que ele irá finalizar. Mudanças frequentes no movimento costumam retardar a ejaculação, assim como movimentos repetitivos e vigorosos aceleram o processo. Exatamente como nas dicas da masturbação dos homens.

Para prolongar mais o prazer e a excitação dele, você também pode parar os movimentos segundos antes de ele finalizar. Depois, recomece tudo, só que de maneira bem lenta. Faça esse homem quase chegar ao paraíso, lindona, e depois ter de voltar a si e novamente quase chegar. Isso irá enlouquecê-lo. Retardando a ejaculação, o orgasmo poderá atingir o seu pico de potência, e esse é um dos princípios do tantrismo.

A ideia inicial é fazer um oral para deixá-lo maluco e logo em seguida partirem para a penetração, correto? Mas haverá situações em que vocês poderão apenas trocar carícias orais um com o outro sem que mais nada aconteça, então, nesses dias, o orgasmo dele será finalizado com oral. As questões que você deve estar se fazendo são: "Deixo ele gozar na minha boca? Retiro o pênis da boca? E se eu me afogar? Engulo?" Aaaai!

Bem, tudo dependerá de você, daquilo que lhe agrada. Vou dar algumas opções, ok? Se você não quiser receber esperma na sua boca, você pode continuar a praticar o sexo oral até os últimos segundos e, quando perceber que o pênis parece estar "bombando" e ficando mais intumescido, repentinamente retire seus lábios e continue os movimentos de ir e vir com sua mão a fim de masturbá-lo para que o orgasmo dele não se perca.

Vou ensinar um truque das profissionais do sexo para o homem ter a impressão de que está ejaculando na sua boca, mas sem que você receba o esperma. Você pratica o sexo oral até aqueles poucos segundos que antecedem o orgasmo e, assim que sentir que ele vai gozar, retira a glande da boca; porém, com sua língua rígida você segue acariciando o freio do prepúcio e com a sua mão você direciona o jato do gozo em direção ao umbigo dele, inclinando levemente o pênis para trás. Dessa forma, nenhuma gota irá cair em você e ele continuará gozando e sendo acariciado no ponto do pênis onde ele mais sente prazer.

Você pode, inclusive, disfarçar mais ainda nessa modalidade: enquanto está com a língua no freio do prepúcio, bastante estendida e rija, masturbe-o até a altura do prepúcio com uma das mãos; assim você auxilia nos movimentos de carícia para dar ainda mais prazer a ele e aproveita a oportunidade para direcionar melhor o jato do gozo.

O que você também pode fazer é deixá-lo ejacular na sua boca sem que você mantenha o líquido por lá e sem parar o sexo oral no momento do orgasmo dele. Você fará isso da seguinte forma: enquanto pratica o oral, passe simultaneamente a masturbá-lo, da forma como ensinei; então, no momento exato do orgasmo você continua a praticar o oral, porém deixa seus lábios semiabertos, a fim de que o esperma escorra para fora da sua boca pelas laterais. Você pode inclusive subir com os lábios até o ápice do pênis, expulsar da sua boca o esperma e descer novamente a partir do ápice, comprimindo bastante seus lábios nas laterais e empurrando o esperma depositado ali para baixo – aliás, você pode fazer com que sua mão auxilie no procedimento. E sem problema algum se ele ficar todo lambuzado em torno do pênis nessa hora, porque o melhor momento ele já teve.

Outra alternativa seria deixá-lo ejacular na sua boca e manter o líquido consigo. Para isso, basta permanecer com seus lábios na altura do freio do prepúcio, colocar sua língua para trás, fechando o canal de acesso à garganta, e continuar masturbando-o com a mão. Assim que ele terminar, retire sua boca e não faça cara de repulsa, levante-se, vá até o banheiro na maior classe e cuspa o esperma na pia, lavando sua boca com água. Saiba que cuspir de lado com **cara de nojo na frente dele é deselegante**.

E aja como se fosse lindo ver o esperma dele saindo, como se aquilo lhe causasse muito tesão e você admirasse todo aquele líquido. Diga em algum momento com todas as letras: "Acho tão maravilhoso ver um homem gozando pra mim e toda essa porra saindo do pau".

Amiga, cá entre nós, o que há de lindo nisso? Se ao menos saíssem borboletas coloridas em vez de esperma, a gente até acharia a maior gracinha, não é mesmo? Mas o fato é que, embora não seja verdade, essa é uma mentira que os homens aceitam ouvir e adoram, do mesmo modo que você sabe que não é a mulher mais linda do mundo, mas aceita ouvir isso de bom grado da parte dele. E se isso contribui para o relacionamento sexual, amiga, então diga, porque diplomacia é importante entre as pessoas e ninguém jamais deve dizer absolutamente tudo o que pensa a respeito do outro, afinal, isso não é nada inteligente.

E a deusa do amor e do sexo é, acima de tudo, uma mulher inteligente, capaz de entender toda a natureza masculina, tirar proveito do conhecimento e se comportar de acordo com o que cabe bem ao figurino. Não encare isso como cinismo, mas como tempero picante e delicioso na conexão sexual entre vocês.

Se em dado momento você tiver vontade e uma intimidade maior ainda com ele, engula o esperma. Não, você não é obrigada a fazer isso, isso não é 100% necessário para você ser considerada a deusa do amor e do sexo por ele, mas, se fizer, será um complemento supremo.

Uma dica bem legal também é a de fazer carinho no períneo dele, escorregando seus dedos entre o ir e vir enquanto faz um delicioso oral. Quando ele estiver para gozar, você pressiona o períneo com a ponta de seus dedos, para dar a ele mais prazer, mas não utilize a unha. Mais adiante, iremos falar sobre outras práticas mais ousadas que podem ser feitas no homem durante o sexo oral, que incluem alguma forma de penetração no ânus dele.

Intercale o sexo oral com beijos de língua nele. Isso o excita. Por mais que lhe soe como um pensamento homossexual no homem, o fato de ele beijar uma boca com "vestígios" do pênis é estimulante para ele, e nada tem a ver com homossexualismo. O fato é que, nesse momento, a maioria dos homens acaba tendo a sensação de um beijo que ele dá no seu próprio pênis, por tabela. Portanto, faça oral nele e em dado momento vá até sua boca e lhe dê um profundo beijo de língua, volte ao pênis e retorne à boca dele novamente.

Homens gostam de ver expressões de desejo no rosto de quem os acaricia com oral. Portanto, use aquelas dicas que te falei antes sobre o olhar. Sexy, ousado, sacana e safado, assim será seu olhar e o seu sorriso também.

Para causar maiores arrepios no homem, balas de Halls® preto podem estar na boca enquanto o sexo oral é feito, mas não ponha a bala inteira, porque será muita coisa dentro da sua boca ao mesmo tempo para coordenar: você terá de sugar, movimentar a língua e ainda por cima não deixar a bala cair. Outra variação seria você usar Pastilhas Valda diet®, que são menores e sem açúcar. Você também pode usar pedrinhas de gelo. Todas as opções causam sensações térmicas incomuns, que costumam agradar os homens.

Experimente bebidas gaseificadas como refrigerantes, champanhe, frisantes e cerveja na sua boca enquanto você faz um oral. Sirva bebida aos dois, propondo um brinde, então, assim que você tomar seu segundo gole, não engula, mas leve sua boca contendo o líquido até o pênis e pratique o oral. Para o líquido não escorrer da boca pelos lados, abra delicadamente a boca no ápice da glande e logo a seguir esprema seus lábios pelas laterais enquanto desce – é possível, sim, fazer um oral sem deixar a bebida cair, mesmo que sua boca esteja voltada para baixo.

Aproveito para comunicar que as bebidas alcoólicas que o homem ingere têm influência direta sobre a ereção. Bebidas destiladas, como vodca, uísque e cachaça, tendem a enrijecer mais o pênis e fazer com que o homem demore mais para chegar ao orgasmo. Já as bebidas fermentadas, como vinho e cerveja, fazem o inverso, atrapalham na rigidez do pênis, chegando até a fazer o homem perder sua capacidade de ereção. Logo, se você for antes a um *lounge* com ele e pretende transar, observe o que ele está bebendo, incentive-o a tomar água, e, se ele estiver bêbado, vale a pena deixar para outra ocasião esse primeiro encontro, afinal, você quer que ele se lembre de tudo, não é mesmo?

Talvez você tenha uma dúvida: e se no momento do sexo oral você sentir que ele não tem um cheiro muito agradável, mesmo que tenha tomado banho, o que você faz? Você simplesmente para tudo. Diga a ele que não está sentindo um cheiro agradável e que isso não é normal, que você entende que talvez ele esteja com algum problema, que não chega a ser grave, mas que pode ser um fungo, e que você prefere que façam oral em outra oportunidade. Indique a ele um urologista. E se o cheiro forte for motivado por pelos suados, oriente-o a aparar os pelos pubianos sempre, lavar o pênis e logo em seguida secá-lo bem com uma toalha ou com secador de cabelo, o que é melhor ainda, porque a umidade da glande recolhida sob o prepúcio auxilia na proliferação de bactérias.

Saiba que a deusa do amor e do sexo tem atitude na cama. E um homem que não tem cuidado com sua higiene é um homem que não merece você.

10. Preservativo: usar ou não usar no sexo oral?

Essa é uma grande dúvida sua, correto? Você se pergunta: se eu for fazer oral nele com camisinha, será que o prazer fantástico não será perdido? Será que é mais difícil pegar doenças como aids através de sexo oral? Eu deveria arriscar?

Essas são, com certeza, dúvidas que passam por sua cabeça.

Vou dar meu parecer, minha mais sincera opinião e também vou apresentar a solução para tudo dar certo e você se manter segura sem prejudicar a sua *performance*.

Veja bem, você ainda não conhece de verdade o homem com quem irá sair, certo? Não sabe sobre a saúde dele, correto? Não tem certeza de que ele é um homem sozinho e nem sabe do histórico sexual dele anterior a você, logo, eu recomendo usar preservativo, mesmo para fazer sexo oral. Claro que sexo oral sem preservativo é muito mais gostoso para ele. Mas a deusa do amor e do sexo de forma alguma arrisca sua saúde, sua beleza ou sua vida em prol do prazer sexual de um homem.

E você também tem aquela dúvida de que, se colocar o preservativo, ele pode achar que você tem nojo dele, certo? Não, amiga linda, ele não vai achar isso, ele vai é ficar bastante surpreso por você ser uma mulher que se cuida, e vai se sentir tranquilo quanto a sua saúde. Sabe, os homens também têm suas preocupações em relação a pegar alguma doença, sabia? E eles gostam muito quando percebem que estão na cama com alguém que tem esses cuidados tão importantes.

Você vai fazer algo mais bonito e legal ainda pelo prazer de vocês dois: você vai levar o preservativo – e será um preservativo diferente, não desses convencionais que se compram em farmácia. Trata-se de um preservativo sem látex, que é mais resistente (quase três vezes mais) e também é quase três vezes mais fino. É um preservativo chamado Unique*, que é hipoalergênico, você coloca com maior praticidade no homem, e vem em uma caixinha semelhante a um cartão de crédito, para levar na carteira com bastante discrição. O custo pode ser um pouco maior que o do preservativo comum. Para saber mais sobre esse produto, acesse o site <www.naturalsensation.com.br>.

Esse preservativo é diferente dos outros porque permite que o homem sinta muito mais as carícias e os toques no pênis. O preservativo Unique* ainda tem outra vantagem: você o coloca no pênis sem encostar suas mãos no membro. É que ele possui duas abas removíveis nas laterais por onde você segura o preservativo ao colocá-lo no pênis, e isso, além de facilitar a sua colocação, também aumenta os cuidados com a assepsia.

Sabe o que acontece muitas vezes? A mulher vai colocar o preservativo no homem e sua mão acaba tendo contato com a glande. Há homens que têm fungos na glande, por não secarem adequadamente o pênis após o banho, logo, ao colocar a mão no pênis desprotegido, a mulher entra em contato com esses fungos e, depois, ao colocar a mão novamente no pênis já devidamente protegido, transfere aqueles fungos para o preservativo, que irá justamente estar em contato com você durante a penetração. Adivinhe: o fungo vai parar dentro da sua vagina, onde começa a se proliferar rapidamente devido ao calor e à umidade.

Há mulheres que ficam se perguntando como puderam pegar alguma bacteriazinha se tomaram as devidas providências quanto ao preservativo. A explicação é essa, o fato de a mão ter entrado em contato com o pênis antes.

Depois que colocar o preservativo no homem, você fará tudo absolutamente igual com o pênis, da forma que orientei. E saiba, ele irá admirá-la por ser uma mulher tão atualizada, por ter cuidado de vocês dois e ainda assim estar proporcionando muito prazer a ele.

11. Depois do sexo oral dele, provavelmente será a vez do seu

É quase certo que ele queira retribuir o oral em você. Pergunto: você gosta? Você deixa? Você se sente bem ou mal? Tem tabus? Para você é normal? Como você encara? A imensa maioria dos homens deseja ter a oportunidade de fazer sexo oral nas mulheres – e você tem toda a liberdade do mundo de gostar ou não –, mas sabe qual foi a queixa que eu mais ouvi dos homens? "Minha mulher não faz sexo oral em mim e nem gosta que eu faça nela."

E sabem o que acontece? A maior parte dos homens insatisfeitos no sexo procura algum tipo de relação extraconjugal, para fazer com outra o que gostaria de fazer em casa.

Homem só se separa em duas situações: ou porque a vida familiar é um inferno ou porque se apaixonou loucamente por outra mulher, e saiba que essa mulher o pegou na cama, entendeu?

Se você não curte sexo oral de jeito nenhum, não se puna cedendo a ele enquanto se contorce de desespero, porque isso não é legal. Se você é uma mulher de mente aberta, mas naturalmente não tem preferência por essa prática, tudo bem, você tem de ser respeitada, sim! Mas se não adere a ela por achar sujo, pecaminoso ou inadequado, é hora de mudar de pensamento, gatona! Porque sexo oral pode, sim, ser um ato limpo, não tem nada de condenável perante Deus e é superadequado a duas pessoas que estão em um ato de intimidade, que se cuidam e se respeitam mutuamente.

Se você gosta, então beleza! Aproveite e curta! E se ele sabe fazer bem, você está no lucro! E se ele não faz tão bem assim? Então é hora de você ensinar a ele a forma como você gosta.

Sabe, é, sim, um pouco complicado para os homens adivinhar logo nas primeiras relações sexuais de que forma uma mulher gosta do sexo oral. Porque existem inúmeras formas de fazer e cada homem tem seu jeitinho. Além do mais, tem homem que não sabe fazer mesmo.

Um erro comum entre as mulheres é simplesmente o de estarem detestando alguma prática sexual e mesmo assim manterem-se naquela situação sem exigir mudanças por medo de desagradar o parceiro. Se você agir dessa forma, será péssimo para você e péssimo para ele. Não há o menor problema em dar orientações para ele de como fazer da forma que você gosta. Acredite, os homens gostam quando uma mulher tem a liberdade de orientá-los, eles ficam mais relaxados.

Sabe, a cobrança sexual é grande, tanto por parte dos homens quanto por parte das mulheres, mas a dos homens é maior ainda, porque além de tudo eles ainda precisam dar conta do recado em relação a sua ereção. É como se o sexo fosse totalmente dependente do pênis, ou seja, sem a excitação peniana não há sexo entre vocês, pelo menos não da forma que a maioria das pessoas acredita ser importante, ou seja, pela penetração. E, acredite, isso muitas vezes os deixa ansiosos, logo, eles têm de lidar com a ereção, com o tempo que o sexo irá durar e também com o fato de você estar gostando ou não do que ele está fazendo.

Você sabia que é uma espécie de tortura para o homem estar em uma cama com uma mulher que não se expressa? Que não demonstra quando está gostando e que muito menos dá sinais indicativos de que irá em breve atingir o orgasmo ou que acabou de gozar?

Então, dê as coordenadas para ele, sem o menor problema. Se ele começou a fazer sexo oral em você e está fazendo de maneira muito rápida, diga a ele: "Querido, vá mais devagar, por favor". E mexa seus quadris indicando a direção que gosta que o oral seja feito, em movimentos circulares. Seu quadril também vai dar uma noção a ele se você quer o toque da língua mais leve ou mais intenso e em que sentido.

Lembre-se, a deusa do amor e do sexo jamais faz algo na cama que seja para ela uma tortura em prol apenas da satisfação do outro. E se ela não gosta do toque da barba malfeita em suas partes íntimas, ela sabe dizer isso com muita educação a seu homem, orientando-o a fazer a barba quando for para a cama com ela novamente. E acredite, os homens tendem a respeitar justamente esse tipo de mulher.

Lembrando, é claro, que a deusa do amor e do sexo cuida muito bem da sua depilação e da sua higiene. Ela vai ao ginecologista regularmente e faz exame preventivo todos os anos. Homens sentem verdadeiro fascínio em fazer sexo oral em uma mulher, mas desde que ela seja limpa. Dê preferência por depilar-se na parte inferior da vulva, principalmente se você suar muito na região da virilha, pois, embora você não sinta seu próprio cheiro, saiba que os pelos tendem a reter o odor do suor e isso é bastante desagradável para um homem. Acredite, você pode ser perfeita de corpo, fazer o melhor sexo oral do mundo, fazer anal e pompoarismo, mas se o seu cheiro vaginal for desagradável, nada disso terá valor, pois seu parceiro irá perder quase que automaticamente o tesão por você.

O que você também pode fazer para tornar o sexo oral mais divertido ainda é colocar óleo comestível no clitóris, com sabor de frutas tropicais ou até mesmo de chocolate. Lembre-se, os homens curtem o odor característico da vagina quando ela está com seu pH equilibrado, mas odor natural de vagina nada tem a ver com cheiro forte, ok? Caso você queira um odor vaginal bastante saudável, poderá recorrer a produtos farmacêuticos, como o Flogo-Rosa*, um pó que deve ser misturado em água e com o qual você faz um banho de assento, lavando-se internamente com uma duchinha higiênica. Ele é um antisséptico vaginal muito usado pelas profissionais do sexo e deixa a vagina completamente limpa instantaneamente. Seu uso não deve ser desenfreado, por isso, consulte um ginecologista e converse com ele para saber de quanto em quanto tempo você pode usar o medicamento.

Usar um sabonete íntimo, se você tiver oportunidade, também é muito legal, porque o pH deles é compatível com a flora vaginal, por ser específico para isso. Alguns ginecologistas recomendam o uso, outros não. Em caso de dúvida, consulte sempre o seu médico.

Não use perfumes diretamente sobre a vagina, pois causam ardor e um homem não curte muito fazer sexo oral em uma vagina com gosto de perfume, já que ele tem gosto amargo. Uma coisa é sentir o cheiro, outra é sentir o gosto, portanto, você poderia colocar uma gotinha de perfume de cada lado da virilha se quiser estar com essa região perfumada.

E aqui vai uma dica superlegal que é milenar: usar essência de *ylang ylang* – duas gotas que são pingadas acima do clitóris, no monte de vênus – para estimular o olfato dele. Esse óleo é afrodisíaco e, embora você não sinta cheiro forte na essência de *ylang ylang*, não se preocupe – e não precisa colocar mais do que duas gotas, porque já é o suficiente.

Amiga linda, já conversamos sobre isso, mas só para você relembrar, você vai gostar mais do oral dele e vai sentir o toque muito mais se estiver depilada, ok? Então, dê preferência à extinção dos pelos, desde a parte inferior ao clitóris até o ânus.

Se você quiser, pode ter seu primeiro orgasmo no sexo oral, o que não é nada mal, pois assim sua vagina ficará mais lubrificada. A maioria das mulheres lubrifica mesmo para valer quando tem o primeiro orgasmo.

Por favor, gema! Eu disse **gema**! Demonstre suas reações, não permaneça como uma estátua petrificada caso esteja gostando da situação. E se for ter um orgasmo, deixe isso nítido, claro, em alto e bom tom!

E se não for ter um orgasmo, finja ter um. Sim, você pode fingir um orgasmo, por que não? Falemos sério agora, finja, sim, sem a menor preocupação de não estar sendo sincera, porque essa é uma mentirinha que serve para apimentar o momento.

Provavelmente, as sexólogas tentem acabar comigo publicamente por eu lhe instruir a fazer isso, mas eu me defenderei, dizendo a elas que um orgasmo fingido para dar uma aquecida nos motores não compromete relação sexual alguma e que o que não pode acontecer é você fingir sempre, mas, dentro da regra de um orgasmo fingido para cada três orgasmos verdadeiros, está ótimo! E sabe o que vai acontecer? Esse homem vai ficar tão aceso sexualmente por estar na cama com uma mulher que sente desejo, que tem orgasmos e que está entregue ao prazer, que ele vai simplesmente delirar. E quando ele se empolga com uma situação sexual, quem sai ganhando também é você!

Os homens também precisam de incentivo para entrar em êxtase antes mesmo de terem um orgasmo. Sabe, amiga, quando você goza ou quando "goza", isso mexe com o ego dele e um homem com ego inflado é um homem com maior potencial sexual.

Para não correr o risco de ele ter um orgasmo logo que penetrar você, imaginando que possa estar satisfeita, diga-lhe: "Eu quero gozar de novo!", assim, amiga linda, ele saberá que você não está satisfeita ainda, e mais, irá achar o máximo ter encontrado uma mulher que gosta de sexo e que quer mais.

E ai se alguma sexóloga vier falar que na cama devemos ser sinceras em 100% das vezes: ou ela é hipócrita (que mulher nunca fingiu?) ou não entende nada sobre como enlouquecer um homem de verdade na cama.

12. PARTINDO PARA A PENETRAÇÃO

Você por baixo

É hora de enlouquecê-lo mais ainda, certo? Ele pode penetrá-la por cima, estendido, e você embaixo, também estendida, o que é o mais comum de acontecer, conhecido como o famoso "papai e mamãe". Perceba que nesse momento os homens querem exercer seu papel de machos da espécie e, provavelmente, no primeiro ato de penetração ele queira estar por cima. Sim, estamos bastante ligados a nossa hereditariedade sob diversos aspectos, o que inclui o sexual também. Então, se você quiser, essa é uma oportunidade de deixá-lo começar por cima. E o que você vai fazer nessa hora? Tornar-se passiva enquanto ele se mantém ativo?

Não! Você poderá estar embaixo dele, mas estará em ação, da seguinte forma: mexendo seus quadris!

Isso mesmo, amiga linda, mexa esses quadris de maneira circular e também indo de encontro ao púbis dele. Saiba que ele não deverá jogar todo o peso do corpo sobre o seu, porque isso limitará a sua movimentação e também a sua respiração, ainda mais se ele tiver uma massa corporal muito maior do que a sua. Portanto, instrua-o a apoiar os cotovelos na cama para não sobrecarregar você com o peso.

Vocês estão de frente um para o outro, certo? Então, aproveite para beijá-lo muito, de língua e profundamente. Acredito que se você chegou até aqui é porque o deseja, certo? Nem que seja por apenas uma noite. Então, beije-o de língua pra valer, isso é um sexo enlouquecedor e não um coito. Enquanto ele penetra você, penetre-o com sua língua.

Agarre-o pela nuca, passe uma de suas mãos pelos cabelos dele (se ele tiver, claro) e com a outra mão acaricie o bumbum dele. Em dado momento, agarre a nuca do seu homem, vire o pescoço dele de lado, aproxime a boca do seu ouvido e diga: "Hmm, seu pau é uma delícia!".

Isso o deixará maluco. Você precisa estar em ação quando ele não imagina que você possa estar fazendo algo. Entenda, uma mulher boa de cama é aquela que surpreende! Uma mulher previsível não surpreende um homem na cama, ele pode gostar e curtir o sexo com ela, sim, mas se ela o surpreender tenha certeza de que aí, sim, ele enlouquecerá por ela.

Saiba que o que vai fazer você chegar a um orgasmo nesse momento são os movimentos de fricção do púbis dele em seu clitóris, certo? O ideal é que ele esteja também depilado no púbis, ou com pelos baixos, o que melhora o contato entre os dois púbis e torna o roçar, principalmente o seu, mais gostoso. Se ele tiver muitos pelos pubianos, aconselhe-o a se depilar também.

Para ajudar em seu próprio orgasmo, o que você pode fazer é colocar uma de suas mãos entre o seu púbis e o dele e, assim, se autoestimular. Acredite, isso ajudará você a chegar ao orgasmo.

Caso você goze e queira também que ele chegue ao orgasmo, ou quer apenas enlouquecê-lo um pouco mais antes de lhe dar a cartada final com uma superposição sexual, simplesmente deixe-o penetrar profundamente em você (sem que você sinta dor, ok, amiga linda?). Nessa hora agarre cada uma das nádegas dele, espalmando suas mãos sobre cada uma delas e puxando-as para cima, no sentido das costas de seu parceiro. Isso é muito excitante para ele. Ao mesmo tempo em que faz esse movimento, puxe as nádegas levemente no sentido externo, como se estivesse separando-as. A sensação da região anal dele exposta o excita, e muito! Muito!

Uma variação em que você se manterá por baixo é com ele em cima mantendo as pernas flexionadas, praticamente de joelhos à sua frente e com o tronco arqueado, naquela posição que popularmente se conhece como "frango assado".

O movimento dos seus quadris estará levemente comprometido pelos joelhos dele, que estarão no colchão, mas isso não a impedirá de fazer movimentos circulares pequenos. Aproveite esse momento para dar a ele uma visão encantadoramente excitante de você se masturbando para ele durante a penetração. Seus pés podem se apoiar no peito dele ou ficar soltos por trás dele. Amiga, utilize todas aquelas técnicas que repassei de carícias que você pode fazer em você, e não se esqueça do seu gel lubrificante nessa hora, para melhorar o toque de seus dedos no clitóris. Acaricie seus próprios seios e também os mamilos dele.

O que você também pode fazer nesse momento, uma vez que tenha as duas mãos soltas e, portanto, livres para percorrer o corpo do seu homem, é acariciar os mamilos dele, dando leves puxadinhas: os homens adoram isso, experimente.

Saiba que a maioria dos homens se excita quando você aperta delicadamente os mamilos deles ou faz carícias circulares sobre eles com a ponta dos dedos. Abuse dessa técnica, lindona.

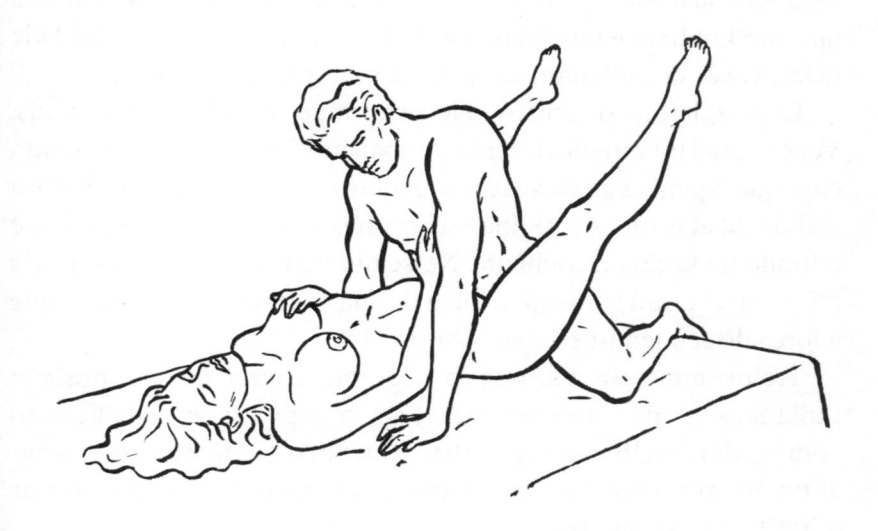

Você por cima

Pode ser feito de diversas formas, mas vamos começar pela mais básica delas, ok? Ele deitado e você deitada sobre ele. Mexa essas cadeiras, amiga, afaste bem suas pernas a ponto de colocar seu joelho na cama e poder fazer da melhor forma o seu gingado com movimentos inicialmente circulares. Aproveite esse momento também para roçar seu clitóris no púbis dele e assim obter prazer. Você também pode passar sua língua no pescoço dele, o que confere uma sensação muito gostosa para ele; alguns homens chegam ao orgasmo justamente nesse momento. Os movimentos de subir e descer seu quadril são indicados como movimentos posteriores, e ele também pode ajudá-la segurando e sustentando seus quadris.

Repentinamente, amiga, sente-se no pênis dele enquanto estiver penetrada, mantenha as canelas e os joelhos na cama e erga seu tronco, sente-se confortavelmente, então pegue os braços dele, como se fosse algemá-lo, e segure-os acima da cabeça dele, com os pulsos dele encostados na cama, como se você estivesse exercendo dominação sobre o homem. Mexa circularmente seu quadril. Perceba que, no início, por não estar muito acostumada, você achará um pouco cansativo, mas aproveite o momento de exercício, porque sexo sem suar não costuma ser algo muito enlouquecedor, e pense que isso também é um treinamento e, como em qualquer atividade física, você vai ganhando aos poucos mais e mais resistência.

Depois, largue os pulsos dele e continue sentada sobre o pênis. Você agora fará um movimento de abaixar e levantar, quase fazendo com que o pênis saia de você totalmente – pare quando sentir que a glande na abertura da vagina está prestes a sair, introduzindo-o até o fundo da vagina novamente. Nesse momento você não usará suas mãos, você usará somente a força de suas pernas, quase totalmente a força do seu fêmur e de sua panturrilha.

Treine em casa fazendo o seguinte exercício: em posição indiana, sentada sobre seus pés, erga-se repentinamente, ficando com os dois joelhos sobre o chão, o tronco e o fêmur no mesmo alinhamento. Faça isso sem o apoio das mãos. Repita para testar o limite da sua resistência.

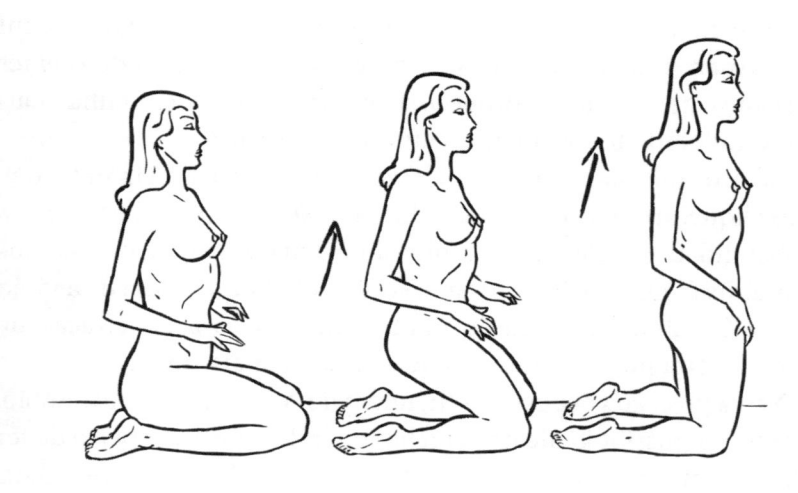

Quando estiver com ele, assim que você tiver feito cerca de trinta vezes o movimento de, verticalmente, quase retirar o pênis de dentro da sua vagina e devolvê-lo novamente, faça mais trinta vezes – porém, com um detalhe: incorpore movimentos circulatórios quando estiver subindo e descendo, de forma a fazer com que o pênis ereto circunde a entrada da sua vagina sem escapar dela. Assim, você estará não somente dando um prazer arrebatador a ele, mas também estará demonstrando seu poder sexual sobre ele, por ter domínio sobre seus movimentos. Você verá no rosto dele o quanto ele sente prazer nesse momento. Mas lembre-se, é claro, de que essa posição é para ser feita preferencialmente com o pênis bem rijo.

Descanse por alguns segundos sobre o pênis dele, jogue seus cabelos para trás, arqueie suas costas em sentido oposto a ele, dê-lhe uma visão sensual de você, pegue as duas mãos dele, conduza-as para seus seios e instrua-o sobre como você gosta que os movimentos sejam feitos; então, enquanto ele acaricia seus seios, com uma das mãos você estimulará seu clitóris. Então, inicie novamente os movimentos de levantar e abaixar a sua pelve, usando a força das pernas.

Propicie a ele um orgasmo seu. Se será falso ou não, é com você. Apenas saiba que você não deve fingir mais vezes do que ter orgasmos de verdade, porque isso vai frustrar você. Tenha mais orgasmos verdadeiros do que teatralizados, certo?

Sabe o que mais você pode fazer? O mesmo movimento que já expliquei, porém de costas para ele. Nesse caso, sabe qual é a probabilidade de ele atingir o orgasmo? Quase 95% de chance nos primeiros trinta movimentos que você fizer. Porque, além de a visão do seu bumbum estimulá-lo muito, também há a penetração de uma maneira pouco comum, o que os excita mais ainda.

Nessa posição você estará olhando para os pés dele, certo? Então, você terá a possibilidade de perceber quando ele estiver perto de ter um orgasmo observando os dedos dos pés dele. Explico melhor: quando um homem está prestes a ter um orgasmo, ele faz "ponta de pé". Enquanto o orgasmo não vem, ele se mantém com as pontas dos pés relaxadas. Isso parece incrível, não? Como nunca ninguém lhe falou isso? É que só a prática me permitiu perceber isso, que não se encontra publicado em livro científico algum. É conhecimento totalmente da prática.

Observando a pontinha dos pés dele você pode controlar melhor a hora em que ele terá ou não um orgasmo. Se sua intenção é a de prolongar o sexo, troque de posição assim que os pés dele ficarem enrijecidos, fazendo "pontinha de pé", e procure mudar para um ritmo mais lento de penetração também. Se desejar que ele finalize nesse momento, acelere o ritmo e fale frases picantes, o que com certeza vai acabar com tudo de vez. Você pode falar, por exemplo:

– Está gostando da minha boceta quente?
– Estou comendo todo o seu pau.
– Vai, mete, mete todo esse pauzão em mim, mete.
– Estou sentindo este pau crescer dentro de mim, ele está ficando cada vez maior!
– Está com tesão na cabecinha do seu pau? Esse pau vai explodir de tesão!

São frases fortes, certo, amiga? Concordo. Mas não poderia deixar de lhe informar que os homens simplesmente adoram esse tipo de palavreado bem no momento do orgasmo. É incrível o que acontece com a mente deles nesse momento. Mas você pode impedir que o sexo finalize, claro, e também pode inovar um pouco mais e apoiar seus joelhos no fêmur dele, mantendo seus pés no colchão para ajudar a impulsionar, fazendo menos força, pois a perna dele seria uma espécie de degrau para suas subidas e descidas. Nesse momento, haverá uma profunda penetração, você perceberá que ela é bem maior do que nas outras posições que fez até agora – aí está outra grande probabilidade de ele finalizar.

Outra forma de você fazer a penetração por cima dele é estando sentada, porém, sem apoiar seus joelhos na cama ou no fêmur dele, mas como se estivesse fazendo um agachamento sobre o pênis. Nesse caso, dou uma dica superimportante: utilize sua meia ponta de pé, dessa forma será mais fácil. Se, por acaso, vocês estiverem em uma superfície lisa e dura, como um tatame ou no chão, vale a pena você levantar-se na maior classe e colocar um tamanco de salto alto, como se quisesse ficar mais sexy para ele, pois com um salto alto a posição sexual de agachamento com ele embaixo ficará consideravelmente mais fácil. Na impossibilidade ou falta de salto, está valendo ficar em meia sola, com o calcanhar bem erguido.

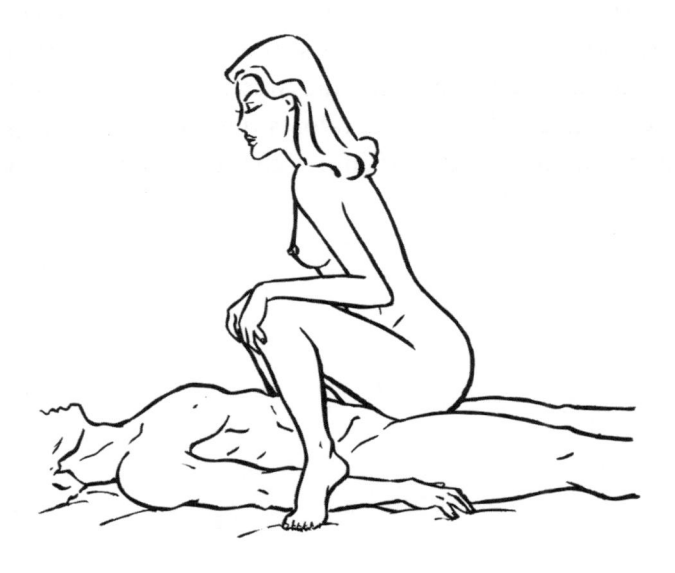

Estando nessa posição sexual de agachamento, repita todos os movimentos anteriores de subir e descer e também os movimentos circulares, como se estivesse rebolando. Esse homem vai enlouquecer! Nesse momento, você também pode pedir a ele que acaricie o seu clitóris, o que lhe dará muito prazer e, acredite, facilmente você pode chegar ao orgasmo desse jeito. Lubrifique o clitóris, não se esqueça. Ou então você acaricia seu clitóris, enquanto pede para ele acariciar seus seios.

Vocês podem tentar um orgasmo simultâneo: muitos homens atingem o orgasmo justamente quando estão vendo a parceira atingi-lo também, fato que os excita bastante.

É importante para uma deusa do amor e do sexo ter uma boa resistência física, portanto, se você é adepta do cigarro, esse é um momento bem propício e uma justificativa pra lá de fundamental para largar esse vício. A deusa do amor e do sexo definitivamente não combina com cigarro, não combina com nenhum tipo de drogas e não combina com excesso de álcool. Se você estiver em sobrepeso por descuido na alimentação, eu a incentivo a buscar um equilíbrio alimentar, afinal, estamos tratando neste livro de mudar toda a sua vida sentimental e sexual e, portanto, faz parte dessa mudança estar com uma autoestima bem legal para dar suporte a essas mudanças.

Perceba que o sexo de uma mulher verdadeiramente boa de cama é uma questão de combinação de fatos, movimentos e conhecimento. Você nunca vai executar unicamente uma posição, mas vai colocar em prática uma combinação de fatores que facilitam o orgasmo e aumentam a libido. Um desses fatores chama-se pompoarismo.

13. Pompoarismo

Usado por muitas *experts* para conferir maior qualidade ao sexo durante a penetração e dar momentos inesquecíveis aos homens, o pompoarismo é uma técnica milenar proveniente da Tailândia, em que há uma contração dos músculos internos da vagina com o objetivo de comprimir o pênis e dar mais prazer ao homem e à mulher.

O reforço do músculo pubococcígeo permite que se tenha domínio sobre os movimentos de contração e relaxamento da vagina, o que pode acelerar, retardar ou intensificar o processo de orgasmo no homem e na mulher.

Homens enlouquecem com o pompoarismo. Então, vamos aprender a fazer, não é mesmo, amiga? E outra: você tem filhas? Então ensine a técnica a elas também! Quanto mais cedo aprenderem, melhor será para elas, mais habilidade elas terão. Prepare suas filhas para o sexo. Você é responsável pela formação delas.

Lembre-se de que você não deve aprender o pompoarismo apenas para dar mais prazer ao homem, mas por **você** também. Utilizando-se do pompoarismo no sexo, você verá que sentirá mais prazer durante a penetração. E, verdade seja dita, depois que um homem experimenta uma relação sexual com pompoarismo, nunca mais se esquece. Ela é considerada pelos homens como uma relação vaginal que produz sensação semelhante ou até mesmo melhor do que a da penetração anal. Isso porque a mulher contrai os músculos pélvicos com domínio dos movimentos, comprimindo o pênis dentro de si.

Vou passar aqui três exercícios que podem ser feitos para desenvolver o pompoarismo. Isso necessita de treino diário e cabe a você ser persistente e manter-se na rotina de treinar. Nada de ter preguiça, lindona! Saiba que quem tem preguiça não precisa de inimigos. Esse é um dos lemas da minha vida.

Não existe nenhuma fórmula mágica que transforme você em uma mulher boa de cama, sem treino algum. Como já falei, a teoria por si só não basta. Então, vamos ao pompoarismo. Você pode realizá-lo mesmo enquanto desenvolve outras atividades.

Posição inicial: sente-se em uma cadeira e apoie as mãos nas coxas de forma a ficar com as costas retas e levemente inclinadas para a frente. Os pés devem estar levemente afastados (cerca de 20 cm). Agora, contraia os músculos da vagina como se apertasse algo. Conte até cinco e relaxe, repita a contração e vá aumentando a contagem até 20 segundos. Repita diariamente o exercício durante dez minutos.

Em pé, com os braços relaxados ao longo do corpo, contraia os músculos do ânus e da vagina e conte até cinco, depois relaxe. Repita o exercício, aumentando gradualmente a intensidade, até perfazer dez contrações.

Deitada, de preferência em um pequeno colchão, com os braços relaxados ao longo do corpo, contraia os músculos do ânus, levemente no início e aumentando a intensidade das contrações, até fazer cinco contrações. Então, faça o mesmo com os músculos da vagina. Repita essa sequência três vezes.

Recostada na cama, separe as pernas e deixe-as semiflexionadas. Insira um dos dedos na vagina e aperte-o o máximo que puder. Caso não consiga apertar o dedo, insira dois. Faça dez vezes. Depois, tente sugar o dedo com a vagina. Ajude com a respiração: na hora do movimento de sucção do dedo, inspire e prenda o ar. Conte até três. Repita dez vezes.

Vamos movimentar esse períneo. Em pé, com as pernas semiflexionadas e as mãos na cintura, mova a pélvis para cima e para a frente, contraindo o canal da vagina. Conte até três e solte. Faça dez vezes. Depois, faça um movimento circular, como se usasse um bambolê. São quatro movimentos: primeiro, a pélvis vai para cima e para a frente; depois o quadril vai para a direita; em seguida o bumbum deve ser empinado para trás; por último, o quadril vai para a esquerda. Faça dez giros completos.

Essa é uma técnica que foi desenvolvida pelas tailandesas para proporcionar maior prazer a seus amantes, e a técnica foi passada por gerações, de mães para filhas. Você não precisa ser uma *expert* em pompoarismo para só depois ele começar a delirar, basta que você comece a melhorar a tonicidade da sua musculatura que você já começará a ver um grande resultado, e isso não demora muito.

Satisfazendo uma curiosidade: homens também praticam o pompoarismo, e no caso deles a contração da musculatura ocorre no esfíncter e no períneo, o que os ajuda a melhorar o controle da ereção e da ejaculação. Se você já é íntima de seu homem, que tal ensinar a ele essa técnica?

E, por favor, nunca tenha pensamentos pequenos, tentando impedir melhorias na vida sexual dele por conta de ciúmes ou insegurança da sua parte. Apenas comprometa-se a sempre fazer a sua parte e boas coisas sempre virão até você.

O pompoarismo também serve para melhorar seu orgasmo, pois, se você contrair a musculatura da vagina quando estiver prestes a ter um, isso acelera o processo e faz com que o seu orgasmo seja mais intenso. Experimente e verá que estou falando a mais pura verdade.

Se você estiver na posição "de quatro", afaste bem suas pernas – dessa maneira seu clitóris torna-se mais exposto –, masturbe-se enquanto ele penetra você e, então, contraia os músculos da vagina. Você vai ver que o processo orgasmático se desencadeará mais facilmente.

14. POSIÇÃO DE QUATRO

A posição "de quatro" ou "por trás" é vista pelos homens como extremamente excitante e delineia o corpo até mesmo das mais gordinhas, deixando qualquer mulher muito gostosa. Quando uma mulher está de quatro, seu bumbum torna-se mais saliente e arredondado e a cintura afina, sem falar que essa posição remete ao sexo animal, no imaginário do homem, o que lhe é traduzido também por sexo selvagem. Um homem praticando sexo atrás de uma mulher quase se sente um verdadeiro Tarzan, Rei das Selvas.

O que você pode fazer para transformar o que é incrível em mais incrível ainda é usar alguns segredinhos que vou ensinar neste capítulo, para melhorar seu desempenho nesse momento.

A primeira dica é simplesmente: surpreenda-o! Existem bolinhas que você compra em *sex shop* que gelam e esquentam. Quando você virar de costas para ele, a fim de ficar de quatro, retire discretamente essa bolinha de baixo do seu travesseiro e introduza-a na sua vagina enquanto você ainda está se ajeitando, sem que ele perceba; é muito simples de colocar, ainda mais se vocês estiverem em um ambiente à meia-luz. Essas bolinhas são superfáceis de encontrar nos *sex shops* e são do tamanho de uma bola de gude. Tão logo ele comece a penetrar você, essa bolinha, que contém um líquido, vai estourar em sua vagina e proporcionar sensações inigualáveis aos dois. Isso se chama **surpreender**, pois ele não espera que isso aconteça, que repentinamente mudem as sensações térmicas dentro de você.

Saiba que quanto mais empinada você se mantiver para ele, mais bonita será a posição e mais prazer dará ao seu parceiro. A maioria das mulheres, quando fica de quatro, mostra-se bastante acanhada e tende a ficar encolhida, retraindo o ventre e o bumbum. Você não deve retrair seu púbis, mas fazer justamente o contrário, arqueando o bumbum o máximo que puder, mantendo seu conforto. Para diminuir um possível desconforto, é importante que você esteja com seu intestino esvaziado, amiga.

Você sabia que muitas mulheres reclamam de dor quando estão nessa posição sexual e acreditam que é o pênis do parceiro que machuca, quando na verdade é o fato de seu intestino estar com espaço ocupado? O canal da vagina está praticamente colado ao reto, logo, o que se passa em um influencia o funcionamento e a sensação do outro. Se você for uma mulher com problemas de intestino preso, é praticamente certo que sente dor quase todas as vezes em que fica de quatro.

Vá aos poucos, testando qual ângulo de curvatura fica melhor para você quando estiver de quatro; experimente várias formas de fazer a posição, por exemplo, com as duas pernas passando por dentro dos joelhos dele ou então com as pernas dele mais fechadas e você passando suas pernas por fora das pernas dele.

Outro jeito é você tentar fechar suas pernas, estando de quatro, e flexionar seu corpo aproximando o peito dos seus joelhos e mantendo o bumbum arrebitado. Isso impede que o pênis penetre profundamente, e saiba que mesmo assim essa posição continua dando prazer ao homem. Você ainda pode deixar seu peito todo encostado na cama e somente seu bumbum erguido para ele.

É importante você saber que há sempre uma posição em que o pênis se ajeita em você, e que você pode aproveitar a oportunidade para se masturbar enquanto ele a penetra por trás ou então pedir a ele que faça isso por você.

Uma cena bastante sexy que você pode proporcionar a ele é apoiar a cabeça de lado na cama e deixar o seu peito também colado ao colchão (portanto, em um plano bem mais baixo que o do bumbum), estender seus braços como se estivesse em posição de sacrifício e, em dado momento, passar a lamber seu dedo médio como se ele fosse um pênis e começar a chupá-lo, insinuando ser uma mulher com libido muito alta. Enquanto isso, seu homem estará penetrando você e enlouquecendo com a cena.

Experimente também a posição **"Jack and Rose", que funciona da seguinte forma, amiga:** ele se ajoelha no chão, entre as suas pernas, e fica com as costas retas para manter o ângulo de penetração correto, enquanto você deita seu tronco na cama, com o abdômen apoiado confortavelmente na beira da cama e com os joelhos apoiados no chão. Abra seus braços e estenda-se na cama de bruços. Para ter o máximo de prazer possível nessa posição, ele estimula seu clitóris com os dedos enquanto a penetra. Você pode, inclusive, fazer essa mesma posição de frente, no entanto, ela passará a se chamar "Gaivota ao Vento".

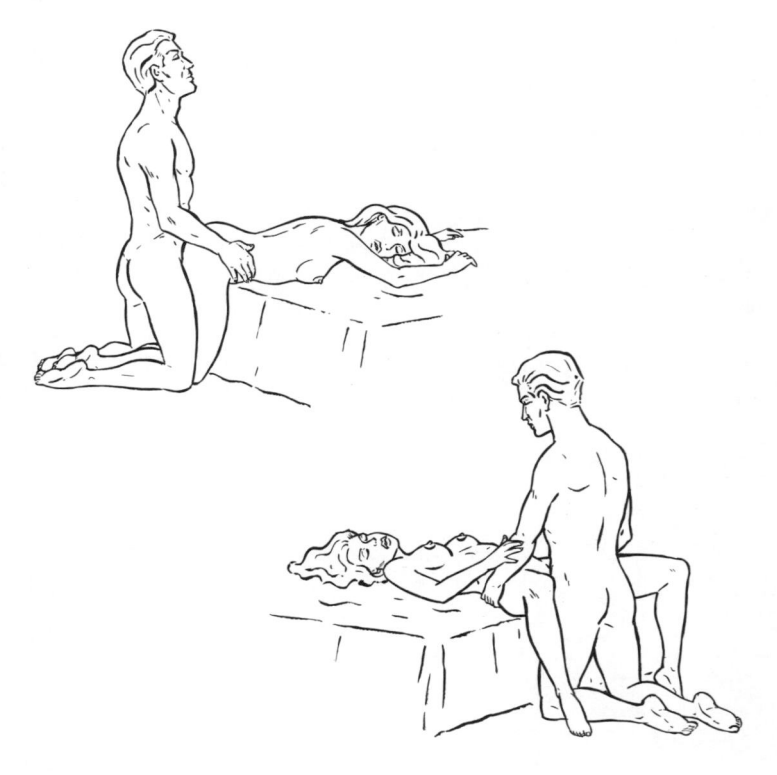

15. SEXO ANAL: FAZER OU NÃO FAZER, EIS A QUESTÃO!

Essa também é uma dúvida, certo? Se você deve ou não fazer no primeiro encontro. O que eu te pergunto é: você quer esse homem para uma noite só ou para um relacionamento mais duradouro?

Se for por uma noite só e você gosta de fazer anal, então, sem dó nem piedade e sem pensar duas vezes, **faça**. Se você quer que ele fique no seu pé e te deseje cada vez mais, jogue com ele, e quando ele elogiar a sua *performance,* diga o seguinte:

– Querido, podemos ir muito além disso, estamos só começando e nem temos tanta intimidade assim; eu me revelo com o passar do tempo.

Então, não faça anal com ele ainda, deixe para depois, a fim de manter as expectativas sobre você e fazer com que esse homem a deseje, passando dias a imaginar tudo o que você é capaz de fazer na cama com ele.

Se ele te pedir sexo anal no primeiro encontro, de forma verbal ou de forma indireta, retirando o pênis da sua vagina e colocando-o na proximidade do ânus para ver sua reação, apenas sorria e diga:

– Oi, menino apressado, ainda não lhe dei o direito a essas partes. Quando eu deixar, comunico antes...

E sorria. Uma boa capitã dá ordens rindo e os soldados todos obedecem, como se fosse lei. Aliás, essa é quase sempre a maneira de dizer não a um homem, porque quando você sorri ou fala de maneira mansa, quase miando, pode ter certeza de que a satisfação do seu desejo será quase sempre atendida.

Uma das piores maneiras de você conseguir algo de um homem é gritando com ele (a não ser que ele tenha peso na consciência) ou batendo de frente, para mostrar quem é que manda. Faça um teste: primeiro sorrisos e voz mansa; se não der certo, use lágrimas, pois isso amolece o coração de qualquer sargentão indisposto a atender aos seus pedidos.

A questão agora é: se você quer que esse homem fique alucinado por você e que te procure infinitas vezes, use o sexo anal como um atrativo.

Ué, qual é o problema?

No início, ele virá pelo sexo, sim, amiga linda, todos os homens são assim, depois é que eles descobrem a mulher formidável que você é, então dê corda para ele se enforcar. Mantenha-o ligado a você por causa de sexo enquanto você revela seu lado pessoal encantador, o que fará com que ele se apaixone sem perceber. E quando decidir fazer sexo anal com ele, observe as regrinhas a seguir, que vão te ajudar muito.

Superdicas para um sexo anal profissional

Amiga, muitos homens são fascinados por sexo anal, mas engana-se quem pensa que todo homem tem preferência por essa prática. Para a maioria, o anal é complemento, fundamental mesmo é sexo oral.

Os homens que são fascinados por essa prática alegam que gostam porque é proibido, porque nem todas as mulheres fazem, porque eles se encontram em uma posição psicológica e física de dominação e porque a musculatura do ânus é mais apertada do que a da vagina. Ou seja, é esse pequeno conjunto de motivos que incentiva os homens a quererem sexo anal, e isso tudo junto dá um tesão enorme neles.

Vou contar aqui alguns bons segredos que as *experts* em sexo utilizam para exercer essa prática, amiga. Inclusive, é possível atingir o orgasmo facilmente com as dicas que repasso a você. Então, tranquilize-se, lindona, porque há possibilidades de você gostar, sim; há métodos para você não se sujar; e saiba que o sexo vai esquentar mais ainda entre vocês dois. Só vou falar de antemão que você não deve ter em mente que irá fazer isso com o objetivo de não "perder" seu homem para outra. Você vai fazer com o objetivo de também realizar a sua fantasia, ok?

Nunca se condene a fazer o que você não quer sexualmente. Sabe, sexo é bom quando existe liberdade entre o casal. E tem muita mulher que se coloca na situação de empregada sexual do seu homem, como se tivesse o dever de fazer tudo aquilo que se passa na fantasia dele. Portanto, é importante ter bom senso e perceber os seus limites pessoais. Quando um casal se ama, consegue entender e driblar aquilo que não é compatível para ambos. E jamais, jamais, jamais acredite que sexo para ser bom tem de ser completo e que para você ser considerada uma mulher boa de cama tem de dar isso, aquilo, aquilo outro, mais aquilo também, do lado de cá, do lado de lá... Nada disso!

A deusa do amor e do sexo faz anal por satisfação sexual, e aqui eu vou mostrar o caminho para gostar – e se mesmo assim você não gostar, nada de se torturar, porque existem mil outras coisas que você pode fazer.

Olha, há alguns meses uma revista nacional feminina publicou uma santa bobagem, com o título "Supere a ex dele na cama". Cinquenta homens davam dicas sobre o que as ex deles deixaram a desejar na cama (como se o relacionamento deles não tivesse ido adiante por isso, né?). Quem leu a matéria e é leiga no assunto, acabou a quinquagésima dica e chegou à conclusão de que, para ser considerada uma mulher boa de cama, tem de se deixar xingar, cuspir, apanhar, fazer sexo anal, ter tesão 24 horas e ainda falar palavrão o tempo todo.

Ah, e para você ter uma ideia melhor da qualidade da matéria, dos cinquenta homens que davam dicas megafuradas sobre como sustentar um relacionamento sexual, a imensa maioria tinha entre 25 e 28 anos. Agora, eu lhe pergunto: o que um cara de 25 anos entende sobre sexo? Quase nada... mas quase nada mesmo! E se os homens jovens não concordam, então esperem para ter mais idade e irão me dar razão; os que têm mais idade que se lembrem do passado, de como eram ansiosos e pouco sabiam sobre as mulheres, e com certeza me darão razão sobre isso.

Resumindo, você quer ser boa de cama? Não tenha pudores e não deixe de realizar suas fantasias saudáveis. Entregue-se ao prazer sem culpa e faça só o que você acha gostoso. Tenha certeza de algo: você estar bem consigo mesma entre quatro paredes é o que faz com que o seu homem desperte por você mais tesão do que ele já tem. Homens são enlouquecidos por mulheres que sabem sentir prazer, sabia? E não acredite em tudo o que se diz por aí sobre o conceito de "boa de cama".

Mas agora chega de teoria e vamos à prática, né, amiga? Afinal, é por esse motivo que você está lendo! Muito bem, a maioria das mulheres não pratica sexo anal por três motivos básicos: dor, dificuldade de chegar ao orgasmo e receio de se sujar durante o ato. Se usar esses segredos que vou revelar a seguir, esses fatores podem ser facilmente eliminados.

Você vai fazer sexo anal com preservativo em 100% das relações. Não há outra opção saudável, pois o ânus é uma região contaminada e o homem pode facilmente pegar uma infecção urinária se não se proteger, sem contar que se pega mais facilmente uma doença sexualmente transmissível pelo ânus do que pela vagina.

Outro detalhe: a partir do momento em que o pênis penetrar o ânus, ele não deve retornar à vagina de forma alguma, a não ser que o preservativo seja trocado ou retirado (no caso de casais monogâmicos em relação estável), pois a vagina não tem capacidade de combater as bactérias e, portanto, uma infecção vai se instalar, com certeza.

Procure ficar em uma posição que ajude o pênis a entrar em um ângulo de 90 graus em relação ao seu corpo. Pode ser de quatro ou de lado, a mulher escolhe a maneira como se sente melhor. É importante salientar que o ângulo de 90 graus é apropriado para a penetração inicial, mas que, feita a penetração, ele é ajustado conforme o corpo de cada pessoa, portanto, variações para cima ou para baixo são indicadas também, desde que sejam confortáveis. Quem vai determinar o ângulo é sempre quem recebe e, portanto, a pessoa deve testar diferentes movimentos para ver com qual se adapta melhor. Se a mulher preferir a posição deitada de lado e com os joelhos flexionados, ela perceberá que haverá maior dificuldade na entrada de todo o corpo peniano, por isso é uma boa posição de se fazer quando o homem tem um pênis de tamanho considerável, embora seu conforto vá depender da sua própria anatomia. Inclusive, se essa é a sua primeira vez, indico essa posição, amiga.

Coloque bastante gel lubrificante na região anal e um pouco no clitóris também.

Agora, uma informação bem importante: ao mesmo tempo que o pênis penetra, estimule o seu clitóris, masturbando-se com gel entre os dedos. Dessa maneira, você irá relaxar e não contrairá os músculos em torno do ânus, o que acabaria por causar a dor. Acredite em mim, o que acontecerá é que a sensação de dor será encoberta pelo prazer. Normalmente, o nervosismo de saber que a dor está para iniciar faz com que a mulher bloqueie a sua excitação, mas se você se masturbar simultaneamente, isso não ocorrerá.

Amiga, quanto mais a mulher se estimular, mais ficará excitada e, portanto, relaxada, com isso facilmente chegará ao orgasmo também. Outra possibilidade é o próprio parceiro masturbá-la, com você na posição "de quatro" e ele passando uma das mãos pela frente do seu quadril e tocando seu clitóris, ou quando estiverem na posição chamada "frango assado".

Algo que deve ser esclarecido aqui é: a maioria das mulheres que atingem o orgasmo em uma relação anal (99,9%) o faz porque tem o clitóris estimulado ao mesmo tempo em que a penetração anal ocorre. Dificilmente uma mulher atinge o orgasmo sem o estímulo do clitóris simultaneamente. Quando isso acontece é porque a mulher entrou em um estágio de excitação psicológica intensa, similar ao atingido no sexo tântrico, e é capaz de disparar o processo orgasmático. Mas aviso, é algo raro, mas tão raro de acontecer que se não acontecer com você, sinta-se uma mulher normal, porque só com a penetração anal isso praticamente não existe.

O fato é que as mulheres têm mais facilidade para o orgasmo clitoriano do que para o vaginal ou anal. E há muita mulher que confunde orgasmo vaginal com clitoriano! Saibam todas vocês que, muitas vezes, quando acham que tiveram um orgasmo vaginal o que tiveram foi um clitoriano, pois, mesmo penetradas, o púbis dele estimulou o seu clitóris, o que estimulou o orgasmo. Bem, mas que diferença isso faz, né? Nenhuma! Importante é gozar! De que maneira é sempre um detalhe...

E agora algo superlegal revelado: orgasmos anais costumam ser mais intensos (os gays que o digam), mais duradouros e mais gostosos! E se as mulheres aprendessem a fazer da maneira correta, ou seja, da maneira que lhes dá prazer, raras seriam as mulheres que neste mundo se indisporiam a fazer anal.

Depile em torno do seu clitóris e nos pequenos e grandes lábios, pois a sensação de prazer ao toque no mínimo triplica, os pelos atrapalham a estimulação. A gente acha que um pelinho não incomoda em nada, não é mesmo? Ledo engano, a inexistência deles em torno do clitóris pode simplesmente representar tudo! Já falamos sobre isso, né? É só para relembrar.

Agora, uma excelente dica para ajudar a não sentir dor: usar lidocaína a 5% para mucosas, anestésico em forma de pomada, que praticamente retira toda e qualquer dor do local, pois a região fica amortecida. Ela pode ser usada na região anal no lugar do gel lubrificante ou junto com ele, e recomenda-se passar cinco minutos antes da penetração. É facilmente encontrada em farmácias. Muitas atrizes de filme pornô usam nas gravações, e basta colocar a quantidade de uma colherinha de café na região para que ela seja anestesiada.

Para as mulheres mais modernas e descoladas, indico amenizar a possível dor com gel lubrificante que já vem com anestésico, vendido em *sex shop*. Mas é necessário tomar um cuidado aí, tanto com a lidocaína quanto com o gel lubrificante anestésico: não usar no clitóris sob hipótese alguma, somente na região anal, senão o seu clitóris também adormece e você terá dificuldade em ter um orgasmo!

Uma dica boa para quem quiser beijar na boca (que gostoso!) ao mesmo tempo em que faz sexo anal, é fazê-lo no famoso frango assado; a visão geral de frente um para o outro é total, portanto, beijos à vontade! Nessa posição fica fácil tanto para o homem masturbar a mulher quanto para ela mesma se masturbar. Outra versão é com a mulher deitada de bruços, com um travesseiro embaixo do quadril. O homem a penetra e se deita por cima e pode beijar-lhe a boca. Essa posição também costuma deixar a mulher mais confortável do que com ela na posição de quatro. E, cá entre nós, sexo é bom com beijo, né? Sem beijo é apenas um coito!

Há maneiras de evitar algumas situações desagradáveis, como o preservativo sair sujo após a relação. Para que isso não aconteça, basta que se use uma ducha ginecológica higiênica antes da relação (adquirida em farmácias e que tem baixo custo). Essa ducha tem o mesmo objetivo e procedimento de uma "lavagem intestinal", pois um líquido é introduzido no reto (pode ser usada água morna do chuveiro) e é expelido do corpo instantaneamente após a retirada da duchinha. O líquido irá sair e levar junto qualquer conteúdo que possa estar no local, mantendo "limpa" a região. Um detalhe: nunca use a mesma ducha higiênica para limpeza vaginal e anal.

Algo muito melhor ainda a ser usado: quem tiver em casa ducha higiênica ao lado do vaso sanitário, pode usá-la com o mesmo objetivo. Basta que ela seja colocada na região inicial do ânus e ligada, terá o mesmo resultado da lavagem intestinal. Não é necessário introduzi-la no ânus, pois a própria pressão da água faz com que o líquido entre facilmente. Se você não tiver ducha higiênica, use a mangueirinha do chuveiro, pois funciona da mesma forma, e dê preferência para água morna sempre. Depois, sente-se no vaso, ok, querida? O líquido precisa ser expelido. Repita o procedimento mais uma ou duas vezes, não dói nadinha e pouca água já resolve, você vai saber qual quantidade é suficiente assim que sentir vontade de evacuar. O fato de esvaziar o reto também auxilia muito na diminuição da dor e resolve o seu problema de higiene.

Para camuflar possíveis odores, use bolinhas de glicerina com aroma para a relação sexual anal, compradas em *sex shop*. Você as introduz antes do ato, conforme a penetração elas estouram e você vai sentir um aroma perfumado pelo quarto. Essas bolinhas também podem ser introduzidas na vagina e algumas delas aquecem. Sem contar que seu homem vai pensar: "Nossa, que bumbum cheiroso!". Indico aroma de rosas ou morango.

Bem, isso é o que as mulheres experientes, profissionais do sexo e atrizes pornôs fazem para evitar situações constrangedoras. Sabendo disso, parece mais fácil, não é mesmo?

E agora que sexo anal deixou de ser mistério e tabu para você, vá em frente, amiga. Ou melhor, vá de costas, amiga, e seja feliz!

16. SEXO NÃO CONVENCIONAL

Algo com o que você não precisa se preocupar é achar que vai chegar um momento em que mais nada será novidade e que nada mais pode ser feito para aquecer a rotina, sua e da pessoa com quem você se relaciona há mais tempo. Então, saiba que só o *Kama Sutra* tem mais de mil posições, e os *sex shops* vivem recebendo novidades tecnológicas e aprimoramento dos produtos. Existem milhares de cursos e *workshops* que você pode fazer na área da sexualidade, fora as surpresas sexuais que estarei sempre passando, seja pelo meu *site* ou em meus livros. Amiga linda, é sexo que não acaba mais!

Apenas siga seu desejo e o entendimento de que existe um grau de intensidade que você deve seguir, e tenha em mente também que o que determina o quanto você vai se entregar a um homem é justamente o quanto ele merece receber essa entrega. A última coisa que você vai entregar a ele é seu coração, isso é o que de mais valioso uma mulher pode dar a um homem. Quanto às fantasias sexuais, só realize com quem te respeita, ok? Com quem merece que você faça e que realize fantasias suas também, e não agindo de forma egoísta.

Um homem que trata você como escrava sexual é um homem que não merece ter você ao lado dele, nem sequer sobre a mesma cama. Agora, vou falar um pouquinho com você a respeito de formas não convencionais de sexo. Não, não é sexo pervertido nem esdrúxulo, é sexo que não é praticado corriqueiramente, entende?

Fio terra

"Fio terra" é o nome popular para a arte sexual de introduzir o dedo no ânus do homem ou da mulher, com o objetivo de lhe dar prazer (logo, o que um médico faz chama-se apenas exame de toque, pois seu objetivo é o de unicamente examinar). Esse nome é devido ao fato de os homens experimentarem uma sensação eletrizante, como a de um pequeno choque, uma "onda de prazer". Sim, fio terra deixa muitos homens acesos!

Saiba que um fio terra não muda a opção sexual de um homem, embora seja um pouco difícil para muitas pessoas assimilar a ideia de que homens sentem prazer na região anal muito mais do que as mulheres. Isso porque os homens possuem maior número de inervações na região anal do que nós, logo, a vontade deles de "dar" é maior. Acredite, eu diria tranquilamente que mais de 50% dos homens curtem um fio terra.

Feche a boca aí, amiga, reaja como uma mulher moderna e não fique tão bestificada. Explico: no pênis, há um nervo, chamado nervo peniano, que percorre o membro todo, passa perto do períneo e segue em direção ao ânus. Junto desse nervo há muitas terminações nervosas, e são justamente elas que propiciam as sensações ao toque. Trocando em miúdos, se você passar seus dedos ali ele vai sentir muito mais do que você sentiria.

Eu penso o seguinte: se um homem algum dia contou para você sobre seu desejo por fio terra, parabéns para ele, porque a maioria dos homens não conversa com sua mulher sobre suas vontades não tão convencionais e procura fazer com outras aquilo que deveriam fazer com a parceira – seja porque ela se mostra uma mulher moralista, seja porque ele é machista ou tem receio de que ela pense que ele é gay, seja porque ela conte as intimidades do casal para aquela infinidade de amigas, coisa que as mulheres estão sempre fazendo.

Mas agora que você já sabe disso, irá reagir superbem se algum homem lhe pedir isso, não é, amiga? Não vai entrar em choque, vai encarar tudo com naturalidade. E eu penso que você deva fazer em um homem quando ele pedir ou der sinais de que é isso que ele deseja, com o objetivo de tornar vocês dois mais íntimos e de se conectarem da melhor forma. E por favor, lindona, mantenha segredo dessas particularidades de vocês dois: se ele descobrir que você sai contando tudo sobre ele para outras pessoas, tenha certeza de que não terá outras oportunidades de ele se abrir com você como lindamente fez. Se der muita vontade de trocar essa experiência com alguém, conte para mim no fórum feminino do nosso site, porque lá a privacidade da sua identidade (e da dele) é mantida.

E agora vou te dar umas dicas para fazer esse homem subir pelas paredes via cabo, ok?

Com ele deitado de abdômen para cima, sente-se entre as pernas dele. É como se você fosse fazer um parto nele. Coloque um travesseiro bem grande embaixo do quadril, assim o púbis dele parecerá mais elevado, ficará melhor para você visualizar a região anal, e você terá maior facilidade para fazer movimentos de ir e vir.

Envolva seus dois dedos, indicador e médio, em um preservativo, em 100% das vezes. Sabemos que a região anal não é a coisa mais limpinha e cheirosa do corpo.

Coloque gel no preservativo que envolve os dois dedos.

Massageie primeiro o períneo dele carinhosamente e logo em seguida o ânus, externamente. Faça movimentos circulares e carinhosos em torno do "olhinho".

Então, com sua outra mão livre, masturbe-o. Para os homens, assim como para as mulheres, a combinação da masturbação e da penetração anal, quando feitas simultaneamente, causam muito prazer.

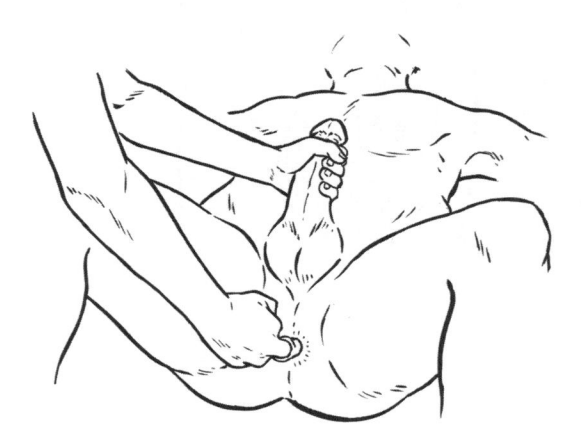

Enquanto você o masturba com a mão esquerda, por exemplo, faça movimentos de entrar e sair com a mão direita. E haja coordenação motora! Introduza inicialmente só esses dois dedos, e, se ele for iniciante, comece com apenas um. Você verá que ele ficará extremamente excitado. Faça inicialmente de maneira lenta e depois vá aumentando gradativamente a profundidade e a aceleração.

Veja a maneira correta de tocar um homem em um fio terra. Seu dedo deve acompanhar a curvatura da anatomia e procurar acariciar a próstata, o que seria o equivalente ao Ponto G no homem. Há homens, inclusive, que conseguem atingir o orgasmo apenas com o acariciamento da próstata, sem que seja feita a masturbação no pênis simultaneamente. É que na região da próstata há inúmeras ramificações nervosas também. E não vou negar, o aspecto psicológico por ser algo "proibido" e não convencional também ajuda a excitá-los mais ainda.

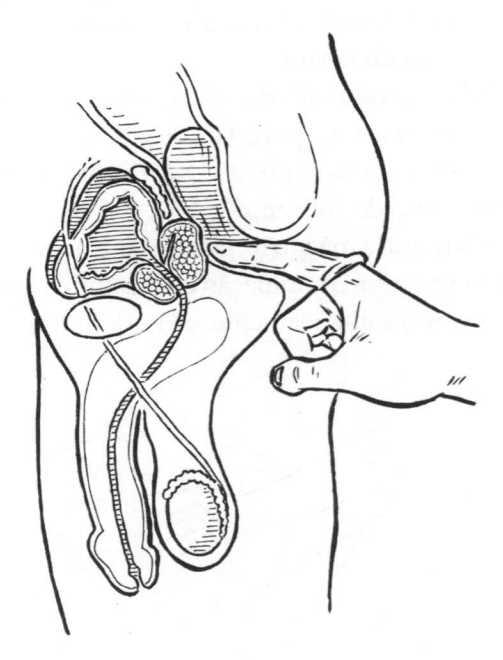

Para tornar tudo mais difícil para você, inicialmente, é claro, e tudo mais enlouquecedor para ele (é seu objetivo, não é mesmo?), enquanto faz um fio terra pare de masturbá-lo e inicie o sexo oral nele simultaneamente. Amiga linda, prepare-se, esse homem vai gozar! **Ele vai enlouquecer de tesão.** Você pode rapidamente partir para uma penetração vaginal, pode tirar a boca na hora H e continuar a masturbá-lo com a mão para o orgasmo dele não se perder, ou pode deixá-lo finalizar na sua boca. Decida se vai engolir ou não; lembre-se, cuspir de ladinho na frente dele com a maior cara de nojo é deselegante. Guarde na boca, levante-se calmamente, não respire fundo, senão você engole, vá ao banheiro e lave a boca.

Outra variação de fio terra interessante é com vocês dois na posição "de quatro". Você na frente e ele atrás (se você for atrás e penetrá-lo, chama-se **inversão**), então você irá passar uma de suas mãos por entre as pernas dos dois, vai alongar-se o máximo que puder e vai tocá-lo na região anal.

Uma dica para ser usada, tanto para uma posição como para a outra, é que em vez de seu dedo você pode também usar um minivibrador, que tem o tamanho de um dedo e pode ser encontrado em um *sex shop* pelo preço médio de 50 reais. Isso lhe pouparia energia de se movimentar, afinal, seu dedo pode cansar, e o aparelho proporciona maior prazer ao homem devido à vibração. Dois detalhes importantes: coloque sempre preservativo no aparelho e saiba que vibrador e prótese peniana não são a mesma coisa – o mais interessante é sempre o vibrador, por causa da sensação que a vibração produz.

Para quem usa unhas compridas ou postiças, a dica é deixar para fazer quando estiver sem elas, pois podem machucar seu parceiro e você ainda corre o risco de quebrá-las. Quem já tem um pouco de prática irá perceber que pode colocar um dedo sobre o outro no momento da penetração e curvar as unhas uma de encontro à outra para formar uma ponta de dedos una e mais arredondada, assim você conseguirá penetrar sem machucar (mas isso precisa de um pouco de prática).

No caso de uma mulher que não tem certeza de que o homem quer, porque ele não disse de forma explícita, a dica para saber se ele aceita o fio terra sem que você pergunte diretamente é: quando você se posicionar entre as pernas dele, estando ele deitado, para praticar um sexo oral e perceber que, sem nenhuma cerimônia, ele abriu as pernas de maneira muito "à vontade" e fez um leve movimento de arquear um pouco as pernas para cima, então saiba que a probabilidade de ele ser adepto da prática é grande, principalmente se ele fizer esse movimento do quadril. Mas é claro que, para ter certeza, você terá de fazer, e, para não ser muito direta, arrisque acariciar primeiro o períneo dele e aos poucos vá descendo conforme o "consentimento" dele.

Lembrando, é claro, que muitos homens ainda irão entrar na defensiva dizendo: "O que você está fazendo? Ah, não, eu não curto", então observe seu *feeling* e, se quiser, opte por tentar mais um pouquinho para ver se ele resolve abrir o jogo de uma vez ou deixe para a próxima. E ainda haverá, é claro, aqueles que dirão: "Essa é minha primeira vez!". Ok, ele finge que engana e você finge que acredita...

Boa sorte, amiga, para quando você for praticar. E prepare-se para as noites mais eletrizantes da sua vida!

Sexo a três

Mesmo que à primeira vista não lhe pareça muito agradável, você só vai descobrir se gosta ou não depois de experimentar; pode ser até que você se surpreenda consigo mesma. Se tiver ousadia suficiente – e vontade também –, vale a pena experimentar uma relação a três, seja com um homem a mais, seja com uma mulher a mais na cama.

O *ménage à trois* não é algo assim tão absurdo. Vários homens sonham em fazer sexo com duas mulheres ao mesmo tempo, e, entre as mulheres, não são poucas as que se perguntam como seria ir para a cama com dois homens. O *ménage* pode ser uma boa maneira de testar formas novas de sentir prazer, desde que você esteja à vontade e queira, de verdade, experimentar. Na hora de decidir, é importante levar em conta, em primeiro lugar, as suas expectativas e vontades.

Engana-se quem pensa que sexo a três é uma prática da modernidade: ao que tudo indica, esses encontros são comuns desde a Grécia Antiga.

Antes de tudo, é essencial pensar bem, escolher a melhor companhia para a aventura e decidir se o *ménage* será com um homem ou uma mulher a mais na cama. Essa pode ser uma experiência sexual fantástica para o casal, desde que a escolha dos parceiros seja acertada. É fundamental que as partes deixem esclarecido entre si o que realmente estão querendo com o encontro. Se for apenas um jogo ou uma forma de ampliar o leque de opções sexuais, pode ser muito agradável. Porém, se no dia seguinte o *ménage* representar um problema, é melhor deixar de lado. Não dá para transar a três e depois morrer de culpa!

Para tornar o seu primeiro *ménage* inesquecível, o ideal é escolher muito bem a terceira pessoa. Veja o que é melhor para você, o que a deixará mais relaxada: uma amiga próxima ou uma pessoa totalmente desconhecida? Geralmente, as pessoas ficam mais à vontade com outras com as quais imaginam que nunca mais terão contato pessoal, por exemplo, um frequentador de uma casa de *swing* ou uma garota de programa. Eu mesma já fui a primeira vez de vários casais. Há um fator importante aqui a ser salientado: existe a possibilidade de a experiência não ser positiva e, assim, o casal não precisa mais ter contato com a terceira parte.

Mas há aqueles que irão preferir fazê-lo com uma amiga próxima, com quem se sentirão mais confiantes e à vontade. A escolha vai depender do casal. Meçam os prós e os contras e escolham juntos quem querem convidar.

Uma boa dica para a primeira vez seria começar por um banho a três demorado e sensual, sob uma luz sugestiva e com pouca roupa, para começar o clima, e aos poucos irem todos tirando as peças para banharem-se juntos. O resto fica por conta da imaginação de cada um.

Em um encontro a três não há espaço para ciúmes e muito menos para timidez. Quem fica esperando que os outros satisfaçam seus desejos pode acabar passando vontade. A ordem aqui é: ter iniciativa e contribuir nas fantasias do outro. É importante falar, expressar suas sensações e mostrar os seus desejos. Sem isso, a experiência pode ser extremamente frustrante. Quer coisa mais sem graça que dois transando e um olhando? Fica parecendo um *voyeur* e dois exibicionistas. Se você for fazer, entregue-se de corpo e alma, deixe a vergonha de lado e faça o que tiver vontade.

Se a terceira pessoa for uma mulher e você tiver vontade de transar com ela, faça-o! Muitas mulheres têm desejo por outras mulheres, e isso é normal, ninguém vai ser considerado homossexual por ter transado com outra mulher. Encare como uma fantasia realizada. No fundo, toda mulher tem vontade e curiosidade de experimentar outra mulher, verdade seja dita!

Mas há algo bem importante aí – as pessoas envolvidas têm de pensar antes se estão preparadas para isso. Não pode acontecer de a mulher fazer apenas para satisfazer o homem; se não for um desejo latente também dela, então é melhor não realizar.

Também é de grande importância que não exista nenhum tipo de preconceito em relação às preferências sexuais dos outros. Em uma relação a três, o natural é todos se tocarem, e isso implica as duas pessoas do mesmo sexo terem contato.

É necessário ter a mente aberta para compreender os desejos dos parceiros. Também é altamente necessário trocar de preservativo a cada penetração. Uma mulher não tem a flora vaginal compatível com a da outra, e isso pode causar problemas – para não falar do risco de transmissão de doenças.

Geralmente, o grau de excitação dos participantes do sexo a três é maior do que no sexo a dois. Os integrantes mais excitados também costumam fazer com que a relação dure mais tempo.

Pode acontecer, em uma relação a três, o *ménage* masculino ou o *ménage* feminino. No *ménage* masculino, o casal aceita um homem e pode até acontecer o "bi", ou seja, a relação entre os dois homens, mas isso é mais difícil. Não que eles não tenham vontade, mas os tabus são bem maiores para dois homens do que para o "bi" feminino.

Essa variante é apropriada para a esposa que deseja ser tocada por dois homens, e também é uma oportunidade ímpar de viver uma experiência sexual com outro homem sem recorrer à traição. O que se percebe na prática é que, em geral, as mulheres escolhem homens que tenham características diferentes das de seu companheiro, porque o intuito é obter experiências diferentes, principalmente se elas estiverem em torno dos 40 anos. Isso porque as mulheres nessa faixa de idade costumam ter tido poucas experiências sexuais, em razão da própria cultura da época em que se casaram; geralmente, iniciaram a vida conjugal cedo, portanto, praticamente sem nenhuma experiência.

Eu penso que, quando isso acontece, não deixa de ser uma forma de consideração que o homem tem para com a esposa, ao permitir que ela seja tocada por outro homem a fim de satisfazer as vontades e a curiosidade dela. Afinal, os homens puderam ter outras experiências sexuais, pois isso lhes é imposto pela cultura logo que iniciam a puberdade. O esposo deve ser um homem seguro e consciente de seu valor. Homens inseguros costumam se arrepender depois e até durante o encontro.

Já no *ménage* feminino, o casal aceita uma mulher. Mas, ao contrário do *ménage* masculino, o que geralmente ocorre é o "bi", ou seja, ambas se tocam. Seja porque ele gosta de ver ou porque ela tem curiosidade de ser tocada – embora nada impeça que as mulheres não se toquem e só se ocupem do homem. A questão da segurança, nesse caso, aplica-se à mulher. Convém ao homem deixar a esposa ajudar na escolha da outra mulher. Ela escolherá alguém que não a fará se sentir inferior, podendo assim ficar mais à vontade. E, caso haja algum questionamento posterior, a escolha foi dos dois.

Depois que tudo terminar, vale a pena levar uma conversa adiante para cada um falar o que achou e expressar seus sentimentos em relação à experiência. "Será que vamos repetir outras vezes?" – esse é o questionamento mais comum.

Por fim, preciso deixar claro que existem fantasias que podem ser mais agradáveis por estarem somente na imaginação, e que já aconteceu de casais clientes meus realizarem uma fantasia e não terem suas expectativas correspondidas ou, então, perder a graça que tinha, para eles, o sexo com aquele fetiche. Faça, realize, mas não crie grandes expectativas, esse é um ponto bastante importante.

Sexo a três não irá agradar a gregos e troianos sempre, há os que gostam e os que não veem a menor graça. Existem diversas formas de sexo, e cada uma é para um tipo de pessoa. Pode ser que determinadas experiências não sirvam para você, mas sirvam para outros. E se o *ménage à trois* não foi tudo aquilo que você esperava, tudo bem, valeu pela experiência, e quem sabe em uma próxima vez dê certo, não é mesmo?

Muitas foram as vezes em que fui contratada por casais que queriam experimentar pela primeira vez o *ménage à trois*. Achava válido e legal quando os dois tinham essa curiosidade, mas não acho nada saudável quando é apenas para satisfazer a vontade do homem. O fato é que inúmeras foram as vezes em que as mulheres foram contra a vontade, apenas porque persistia o pensamento clichê de que "se eu não faço, outra vai lá e faz". Esse é um pensamento triste e pequeno, tanto quanto "não deu assistência, perde para a concorrência". Os homens não são reis que precisam ser supridos em 100% de suas vontades, e as mulheres não são seres subservientes a eles, com obrigações sexuais. Não é porque uma fantasia não foi realizada que uma relação vai acabar ou, então, o parceiro vai ter justificativa para procurar outra mulher. Além disso, se for da natureza dele, de nada irá adiantar ela se autoviolentar para realizar as vontades dele, pois mesmo assim ele irá trair.

O que sempre me impressionou mais foi o fato de a grande maioria dos casais me procurar apenas para satisfazer ao homem, na proporção que eu diria de aproximadamente 7 em cada 10.

Quando ia atender um casal, eu perguntava para a mulher em separado, geralmente quando íamos tomar banho as duas juntas primeiro, se ela estava lá por vontade própria ou se era para agradar ao marido. Se a resposta fosse esta última, então eu combinava com ela de simular a relação entre nós duas. Mas essa era uma solução paliativa, resolvia apenas naquele momento; outros poderiam vir e nem sempre seria possível para ela livrar-se da situação, o correto seria o diálogo entre o casal. Mas as pessoas transformam algo tão simples de fazer em algo difícil de acontecer.

Swing (troca de casais)

Swing também não é novidade sexual da Era Moderna: Roma já era campeã na Antiguidade, e sexo grupal, para seus habitantes, era normal. O que aconteceu é que a prática ficou um pouco esquecida no cenário mundial, principalmente na Idade Média, mas com a liberação sexual ela voltou à tona.

Ao contrário do que muita gente pensa, *swingers* são casais que trocam de parceiros, mas que não necessariamente são frequentadores de casas de *swing*. O mais indicado é ir a uma casa de *swing*, mas se o *swinger* prefere locais mais discretos, pode muito bem fazer em outro lugar, como um motel, por exemplo.

Há outras maneiras de fazer um *swing* sem ser por meio das casas, como por exemplo pela internet, cadastrando-se em sites especializados em trocas. Sempre dou a sugestão de que, se o casal só se conhece pela internet, o primeiro encontro seja feito em uma casa de *swing* ou em um restaurante para se conhecerem melhor um pouco antes e saber se ambos os casais se agradam mutuamente. Um casal só deve levar outro para sua casa quando tiverem adquirido muita confiança entre eles. Vale conhecer pessoalmente os parceiros, sem compromisso (que isso fique sempre bem claro durante as conversas entre as partes).

Os casais também têm muita curiosidade em saber como os outros casais transam, e ela pode ser saciada visitando uma dessas casas. É saudável ter curiosidade, e todo mundo, afinal, quer saber se faz de maneira certa e se tem maneiras melhores de se fazer. Então, o negócio é ir atrás!

As casas de *swing* são as mais indicadas por conta da segurança, por terem uma estrutura física destinada a esses encontros e também por permitir que haja um contato mais direto entre os casais, sem contar que os ambientes costumam ser para lá de animados.

Lembro-me de visitar as casas junto com meus clientes: era sempre muito divertido, aprende-se um monte de posições e de técnicas. Lá, se conversa abertamente sobre sexo com outros casais. É o assunto principal! E algo bem importante que se observa é que as pessoas não têm vergonha do seu corpo, mesmo que sejam bastante imperfeitos; é como uma praia de nudismo, só que sob um teto.

É necessário que eu faça aqui, também, um esclarecimento inicial: casas de *swing* não são lugares de libertinagem, mas de liberdade, e muitos são os casais adeptos dessa prática, que poderíamos até mesmo chamar de filosofia de vida. Caso você tenha vontade de frequentar uma, a primeira coisa a fazer é falar com seu parceiro para ver se ele topa e o que pensa desses lugares. Nessas casas só entram casais. Lá dentro você pode se separar da outra pessoa, mas para entrar é preciso estar acompanhado. Essa decisão deve ser feita pelos dois, ambos devem estar em comum acordo de que querem estar lá juntos. Não pode ocorrer de um ir apenas para agradar ao outro, a decisão deve ser unânime. Para *swingers*, a unidade é o casal.

Outra dica que dou é que, se você ou ele tem ciúmes em excesso, evite ir. Já ocorreu de casais estragarem a relação por falta de confiança mútua, e o que era para ser uma evolução no relacionamento acabou se tornando um retrocesso. É importante que o casal esteja forte, seguro e resolvido, para que não sofra nem pequenos nem grandes problemas em relação ao ciúme. Se for um casal liberal em relação ao sexo, se houver total segurança um no outro e se tem vontade de experimentar coisas novas, participar de um clube de *swing* pode ser uma boa opção para quebrar a rotina. Pode ser uma novidade bem legal!

Muitas relações já melhoraram com essa experiência; clientes meus já relataram que o casal acabou por se tornar mais íntimo e cúmplice após essa experiência. Mas você deve ter em mente que, se já existem complicações dentro do casamento, o *swing* não é uma saída para resolver esses problemas. Um estilo de vida mais liberal deve ser experimentado por pessoas que se amam, que se aceitam como são, que se respeitam e que confiam uma na outra. Casal ciumento não deve jamais frequentar um *swing*.

Vou enfatizar algo: casais que praticam *swing* não se traem. "Como é que é?", você deve estar se perguntando agora, mas é verdade. Eles não se traem por dois motivos: o primeiro deles se refere ao fato de os dois estarem conscientes de que está havendo a troca de casal e, portanto, ninguém está sendo enganado. Segundo que, por terem uma relação liberal já previamente estabelecida, procuram participar dos encontros sempre juntos, sem deixar a outra parte de fora da situação.

AMANTE = TRAIÇÃO
SWING = CUMPLICIDADE

Casais que frequentam casas de *swing* raramente possuem relacionamentos extraconjugais. O que também não se deve fazer é confundir *swing* com amor. Não se faz amor em casas de *swing*, faz-se sexo; amor se faz entre os casais que se amam, entre os parceiros que têm um relacionamento mais direto.

Sexo com amor só é feito entre o casal, nunca entre os casais. Assim sendo, o ciúme fica deslocado, uma vez que o casal entende isso na teoria e na prática também. Sabe-se que o fato de um dos parceiros estar nos braços de outro não significa um sentimento, é apenas um desejo sexual.

Entre os casais que se trocam, no máximo, existirá amizade e sempre haverá respeito. *Swing* pode ser, também, uma forma de amizade que você irá conquistar, e algumas serão ótimas.

Ir a uma casa de *swing* pode ser uma situação interessante, e quem vai não tem de necessariamente trocar de casal. Há os que vão apenas para olhar e se sentir excitados, os chamados *voyeurs*.

Vou dar dicas para quem deseja conhecer esse lugar diferente. A vestimenta é livre. Use o que a deixa à vontade. Mas lembre-se, casa liberal não significa falta de elegância. Se você é uma pessoa do tipo exibicionista e/ou gosta de roupas bem ousadas e provocantes, sim, as boates e clubes de *swing* permitem e incentivam tal liberdade, portanto, use e abuse nesses lugares. Se você preferir, pode inclusive sair de casa vestida de maneira reservada e trocar de roupa no local. Geralmente, há vestiários e cadeados à disposição dos frequentadores. Evite usar muitos acessórios, pois você pode arranhar um *swinger* com pulseiras e relógios em um momento de maior empolgação. Também existe a possibilidade de perder esses objetos.

Não se preocupe caso seja a sua primeira vez, pois todo mundo que hoje é *swinger* já passou por essa experiência e, provavelmente, no dia em que você for, outros casais também se encontrarão na mesma situação. A melhor dica aqui é agir naturalmente. Tente fazer aproximação de maneira cordial e educada, da mesma forma que se faz em reuniões sociais. Apresente-se, apresente seu acompanhante e converse de maneira agradável. Não necessariamente quem conversa irá fazer parte da troca de casais.

Se for a primeira vez do casal, vale a pena usar da sinceridade como um passo para se inserir no grupo. Diga: "Olá, somos novos por aqui e esta é nossa primeira vez". Depois do primeiro casal, tudo se tornará mais fácil.

Nas casas de *swing*, a regra primordial é educação e gentileza. As pessoas que frequentam esses locais têm por hábito manter o bom nível. A maioria das pessoas acha que essas casas são ambientes de orgia e baderna, mas engana-se quem pensa assim, pois são lugares muito bem organizados, frequentados por pessoas – em sua grande maioria – de classe média alta.

Outra regra também importante que precisa ser percebida por todos os frequentadores é a de que existe liberdade e que isso implica você recusar e/ou ser recusado.

Isso é feito de maneira diplomática e objetiva; um simples "não, muito obrigado" é entendido por todos. Saiba que a aproximação de dois casais em casas de *swing* é sempre feita com calma e bastante discrição. Um casal que se interessa por outro primeiramente procura trocar olhares, depois vai se aproximando lentamente, depois cumprimenta e aos poucos vão tocando uns nos outros para ver se há reciprocidade, tudo de maneira bastante sutil. Nesses lugares ninguém "ataca" ninguém.

Se você decidir frequentar uma casa de *swing*, seja sempre honesto com seus sentimentos e desejos e explique ao parceiro o que está se passando com você. Se um dos dois não estiver à vontade e preferir sair do local, então é hora de o casal retornar para casa e conversar sobre o que se passou. Evite tornar traumática a ida a lugares diferentes.

A linha que separa o "eu realmente queria" do "eu me senti obrigada a fazer" é tênue demais. Um "não" divide as duas situações. Isso fará uma grande diferença no outro dia. Por isso, não tenha pressa de experimentar todas as novidades de uma casa de *swing* nem de trocar de casal com todos os frequentadores. O prazer também consiste em aproveitar bem cada oportunidade. Calma, as casas de *swing* não vão sumir! Pelo contrário, ao que tudo indica, vão se expandir.

Um casal que começou a conversar com vocês não necessariamente irá fazer troca; muitas amizades começam nesses locais, e conhecer pessoas é válido também.

Existem normas preestabelecidas na maioria das casas. Quem vai e quer ser aceito e se divertir, deve segui-las, pois isso fará com que a estada seja mais agradável. Existem casas, inclusive, que mantêm em quadros à vista dos frequentadores algumas recomendações.

Manual de etiqueta e regras para *swingers*

Seja cortês. Todos nós queremos ser tratados como pessoas, não como objetos, e a cortesia será bem recebida por todos. Trate as pessoas com consideração, sensibilidade e discrição. Lembre-se de uma regra de ouro: trate os outros como deseja ser tratado.

Seja amável. Mesmo que não lhe interesse ter uma experiência sexual com determinado casal ou pessoa, respeite seus sentimentos, porque é provável que sejam pessoas interessantes, que podem lhe proporcionar outro tipo de relacionamento.

Esteja preparado. Se você decidir concretizar um encontro com alguém para *swing* ou *ménage*, leve preservativos, pente, batom, escova dental etc.

Limpeza e higiene. Todos nós sabemos que isso é parte da educação, mas você pode se surpreender ao saber que muitas pessoas não se dão conta de que seu hálito não é muito agradável. Verifique todos os detalhes a esse respeito. Não se esqueça de levar um desodorante, para evitar que você sue em excesso em momentos comprometedores.

Observe os sentimentos dos outros. Verifique se seu parceiro e o outro casal (ou pessoa) estão relaxados ou tensos, para que, dessa forma, você possa dissipar, com um momento de bom humor ou com uma conversa mais amena, qualquer coisa que possa estar incomodando os outros. Lembre-se: nem todos pensam ou sentem da mesma forma.

Não seja insistente. Se alguém – incluindo seu parceiro – disser **"não!"**, não pergunte **"por quê?"**, pois, acima de tudo, ser um *swinger* significa liberdade de ação e de escolha, tanto para você como para os outros. Evite qualquer situação que possa levar os outros a se sentirem forçados a fazer algo.

Aceite apenas o que for divertido para todos. Lembre-se de que a ideia é esta: divertir-se e passar momentos agradáveis. Não tente impor sua forma de pensar, nem crie polêmicas acerca das ideias dos outros, porque o que poderia ser um encontro extremamente divertido pode acabar em discussão, que não conduz a nada.

Use sempre a camisinha. SEMPRE.

O casal que vai praticar o *swing* deve ser cabeça feita, ser bem liberal e aproveitar aquele momento, que pode ser o único.

Nada de cobranças ou culpas entre o casal, só aproveitar o prazer.

Cabe a cada casal sentir, antes de partir para o *swing*, se é isso o que realmente deseja. Entender que o *swing* busca o prazer, a superação no casamento, a realização de novas fantasias, e nunca um lance de culpa.

Somar ao prazer de fazer sexo gostoso com um novo parceiro o prazer de ver a mulher ou o marido fazendo sexo com outra pessoa.

Evite, no primeiro encontro, a inibição ou qualquer tipo de obstáculo que possa surgir pelo fato de você estar na casa de alguém que não conhece ou vice-versa.

Se o casal tem alguma experiência e for transar com um casal que quer curtir o *swing* pela primeira vez, cuidado redobrado! É importante que todas as fronteiras sejam demarcadas, todos os limites estabelecidos: ela faz sexo anal ou não? Ela faz sexo com mulher? Ele quer uma relação com outro homem?

Essas recomendações são óbvias para casais que procuram prazer, e podem ser seguidas a critério de cada casal ou praticante do *swing*.

17. Surpresas Sexuais

Para quem tem coragem

1. Embrulho de presente

Você vai sair com ele para jantar e vestirá algo justo e que possa dobrar e colocar dentro da sua bolsa no momento exato.

Depois do jantar, peça a ele, quando estiverem voltando para casa, para parar em um posto de gasolina e esperar enquanto você vai ao banheiro. Então, no banheiro, retire o vestido e coloque-o em sua bolsa, esteja usando apenas um maravilhoso salto alto e amarre um laço de fita vermelho no pescoço. Saia do banheiro caminhando triunfante, sorrindo e desfilando, com seus olhos vidrados em seu homem, como se ninguém mais existisse. Ele ficará pasmo, chocado, surpreso e extremamente excitado. Faça isso em um posto de gasolina onde não haja conhecidos de vocês! Por fim, entre no carro, dizendo a ele:

– Você não vai desembrulhar o seu presente?

E ofereça a fita do pescoço para ele puxar, dê-lhe um demorado beijo na boca e diga a ele para fugirem dali porque a polícia deve estar a caminho. Conduza-o ao seu apartamento, ao motel ou à casa dele e tenha uma tórrida noite de sexo com seu homem com todas essas dicas fantásticas que te passei até aqui.

Com certeza, isso será inesquecível para ele!

2. Sexo oral no restaurante

Faça essa surpresa sexual preferencialmente no banheiro masculino, porque se alguém pegar vocês dois, provavelmente será um homem e ele com certeza não chamará a gerência – os homens são muito cúmplices nesse momento. Simplesmente, levante-se da mesa e diga a ele que vai ao banheiro. Leve seu celular junto. Então, entre no banheiro masculino discretamente e feche-se em uma das cabines. Ligue do seu celular e diga:

– Estou dentro do banheiro masculino (diga em que porta você se encontra), venha aqui me salvar ou corro o risco de ser encontrada por outro homem.

Quando ele entrar no banheiro, abra a porta da cabine, chame-o para dentro, feche e faça o melhor sexo oral do mundo, aquele mesmo que você aprendeu aqui neste livro.

3. Calcinha jogada na mesa

Enquanto estiverem jantando em um lugar público, retire sua calcinha, jogue-a sobre a mesa e diga a ele:

– Guarda pra mim? Está um pouco quente no momento.

4. Acaricie-o em um lugar público

Mas sem que ninguém perceba. Esse é o fetiche, tocar as partes íntimas dele sem que sejam apanhados e sem que as pessoas ao redor percebam. Você pode fazer isso, por exemplo, quando estiver sentada ao lado dele no restaurante, com sua mão por baixo da mesa, enquanto faz o pedido ao garçom.

5. Striptease na estrada

Você irá fazer o seguinte: quando forem viajar e estiverem na estrada, ao anoitecer, peça a ele que pare o carro em alguma entrada na estrada, a fim de saírem do acostamento. Então, desligue o carro, ligue os faróis, aumente o som, saia e faça um *striptease* para ele em frente aos faróis do carro enquanto ele lá dentro assiste tudinho. Tenha certeza de que ele vai adorar! Isso é totalmente inesperado!

6. Fotos de você nua

Peça a ele que a fotografe nua com uma máquina que seja sua, para que ele não possa ficar com as imagens salvas. Ele deverá ser um fotógrafo profissional e você a sua modelo. Faça poses sensuais, diga a ele para escolher os melhores ângulos seus e tirar fotos daquilo que ele mais gosta. Depois, fique com as fotos. Escolha as melhores. Imprima miniaturas e coloque dentro da carteira dele, junto com o dinheiro, assim, quando ele for pagar algo terá uma grande surpresa, e, uma vez estando dentro da carteira, somente ele irá ver, afinal, ninguém abre a carteira em ângulo de 90 graus para todo mundo ver o que há dentro. Faça essa surpresa sexual somente se você já tiver um relacionamento estável.

Para quem não tem tanta coragem assim

Nesse caso, é melhor ir treinando aos poucos a sua coragem, amiga linda, afinal, a deusa do amor e do sexo sempre surpreenderá, e para surpreender deve haver, antes de mais nada, ousadia.

Mas se você ainda tem certa timidez, eu digo que é normal, afinal, estamos iniciando nosso trabalho de transformação, certo? E é necessário que você compreenda que toda a arte do sexo segue uma evolução, e que ninguém sai fazendo tudo logo de cara nem começa pelas práticas mais complexas. O padrão normal é realmente experimentarmos cada dia mais um pouquinho e cada vez mais coisas diferentes para saber até onde gostaríamos de ir.

Então, para quem quer começar com surpresinhas sexuais bem leves, aqui vão algumas dicas. Mas você já sabe, né? Um dia as coisas com você irão evoluir para outros patamares, claro, e o que é leve (porém interessante) agora pode não causar no futuro tanta emoção. Seja gradativa e contínua.

1. O jogo da confissão

Escolham uma mesa discreta no barzinho ou acomodem-se confortavelmente no sofá de casa, com drinques à mão, e preparem-se para trocar recados indecentes. Desculpe, não é permitido se tocarem.

Então, será mais legal se vocês fizerem isso em um local público. Para esse jogo tenham:

- Duas canetas
- Papel
- Uma moeda
- Drinques (opcional)

Estou sugerindo as bebidas somente para ajudar a dar asas à imaginação, o que seria uma ótima ideia, pois tanto você quanto ele ficariam mais soltinhos. Não estou dizendo, é claro, para se embebedarem.

Então, ambos devem completar as seguintes frases e depois revelar ao outro as respostas:

A parte do seu corpo que mais adoro é _____
O que você faz que me dá tesão é _____
Minha fantasia erótica com você é _____
Se estivéssemos nus na cama, eu agora estaria _____
O que mais fizemos juntos de excitante até agora foi _____
Meu maior "pecado" sexual até hoje é _____

Crie outras frases com lacunas e, quando forem fazer as revelações um para o outro, sussurrem e riam. Entenda, sexo tem de ter risada, sexo não é para ser algo sério demais porque sexo é vida, é diversão, é alegria e purpurina na vida das pessoas. Não leve o sexo tão a sério assim. Sexo sério tende a ser chato.

Por fim, joguem cara e coroa: aquele que perder deve revelar algum segredo sexual picante ao outro!

2. O jogo da vontade

Esse plano ardiloso, que envolve uma aflição gostosa, vai deixar seu homem mais enlouquecido do que nunca e por meio da tortura ele irá arder de desejo. Você vai precisar de:

- Uma cadeira com braços
- Três gravatas
- Uma garrafa pequena de licor de sua preferência

Ajude-o a ficar nu e coloque-o sentado na cadeira. Vende os olhos dele com a gravata e prenda os braços, de forma que as palmas das mãos fiquem viradas para cima e amarradas nos braços da cadeira. Ele agora será seu prisioneiro. Nua, toque-o com a ponta dos dedos por todo o corpo a fim de iniciar nele o processo de excitação. Faça carícias de forma bastante leve. Molhe os dedos no licor e diga a ele para abrir a boca e lambê-los. Espalhe um pouco da bebida nos seus seios e incline-os até os lábios dele para que possa beijá-los. Ele vai querer mais e você não cederá, voltando a explorar o corpo dele com os dedos. A cinestesia aqui entrará em ação, juntamente com a tortura sexual da provocação. Agora, aproxime-se dele, derrame licor no pênis, ajoelhe-se e pratique oral. Acaricie o pênis dele com as mãos e com o corpo, sem permitir que ele a penetre. Provoque-o até vocês ficarem em ponto de bala. Desamarre-o, fique de quatro no chão e diga para ele penetrá-la.

3. Praticando a cavalgada

Vou lhe ensinar a cavalgada mais alucinante da sua vida e da dele. Você vai precisar de:

- Uma cadeira firme sem braços ou uma poltrona
- Uma fita de veludo larga de 1 m de comprimento e 10 cm de largura

Seu homem fica sentado, você em pé e de costas para ele. Rebole a fim de excitá-lo. Passe a fita por baixo dos testículos dele e então ajeite-se em seu colo e deixe que ele a penetre. Por trás de você, mova a fita lentamente da direita para a esquerda, acariciando os testículos e provocando arrepios no seu homem. Mova-se para cima e para baixo no vaivém da penetração, sem deixar que ele tire o pênis da sua vagina, e puxe delicadamente a fita para cima a fim de causar leve pressão no pênis. Depois de alguns minutos, vire-se de frente, beije-o com paixão e diga ao seu homem que o pênis dele é simplesmente maravilhoso. Em seu ouvido, fale para ele se deitar de costas na cama. Suba nele para ficar por cima, sem se deitar completamente sobre seu corpo, mas quase sentada. Arrume antes a fita de veludo em volta do seu próprio quadril. Dê as pontas para ele segurar; elas servirão como rédeas. Enquanto balança seu corpo, permita que ele a puxe e comande a transa. Quando os dois estiverem quase chegando lá, sugira que rolem na cama e adotem a posição papai e mamãe. Aí, passe a fita em volta do bumbum dele e use-a para puxar o corpo dele para perto de você.

4. Surpreenda-o no meio da madrugada

Coloque o despertador para tocar às 3 horas da manhã, então ligue o som em uma música calma (afinal, som eletrizante para quem está despertando parece o início de um pesadelo), decore com velas ao redor da cama e sussurre ao ouvido dele que você o deseja, fale sobre o seu pênis fantástico e inicie com aquele maravilhoso oral que agora só você sabe fazer.

5. Usando suas unhas

Você sabia que as unhas excitam os homens? E isso não é somente nas costas, mas também nas partes mais sensíveis do corpo dele. Experimente colocá-lo sentado em uma poltrona ou na sua cama, e logo em seguida comece a passar suas unhas por todo o corpo dele – preferencialmente, suas unhas devem estar compridas. Então, depois de ter causado arrepios nele, na nuca, nas costas e no peito, beije-o de um jeito provocante: comece de maneira bastante lenta e depois vá modificando o ritmo. Então, você vai passar suas unhas pela virilha dele e pelos testículos. Continue nessa região enquanto você introduz a língua na boca dele com beijos profundos. Gradativamente, vá aumentando a pressão com suas unhas enquanto acaricia os testículos, mas não aplique muita força, nada disso, vá lentamente, depois, com suas unhas, também roce a base do pênis dele e o corpo peniano, enquanto você desce da boca para o pênis. A sensação é superdiferente, porque ninguém faz isso.

6. Rastro das calcinhas

Da porta de entrada da casa até o quarto faça um rastro de calcinhas: quando ele entrar irá se surpreender, e com certeza seguirá o caminho que as calcinhas indicam. Use apenas as menores e mais eróticas que você tem. Ao final do rastro, esteja você usando uma calcinha fio dental, esperando por ele.

18. Atitude faz a diferença

Embora eu esteja lhe mostrando uma rotina pronta de sexo, que você de início vai usar praticamente na íntegra, a fim de se sentir segura em relação ao sexo, você poderá criar em cima disso tudo a sua própria fórmula. Esses ensinamentos todos são uma base fortíssima, mas você deverá apimentá-la com seu jeitinho de ser e poderá, sem o menor problema, variar as sequências, pois nem sempre tudo o que está aqui será seguido, afinal, rapidinhas com certeza vão rolar. E sexo sempre igual vira rotina.

Todo esse material lhe servirá de base para o maravilhoso sexo que a partir de agora você saberá fazer. Mas entenda algo: você precisa realmente criar uma marca sexual, uma identidade na cama que mais ninguém tenha, para que seu homem nunca encontre em outra mulher aquilo que encontra em você. Portanto, você vai montar a sua manobra original a partir de todo esse vasto conhecimento que passei. E, dentro desse conhecimento, você vai se especializar em algo: pode ser um beijo diferente, um jeito de penetrar freneticamente que ninguém mais faz, frases picantes que outras mulheres não ousam falar... Especialize-se feito um médico em busca de foco em uma área. Ame os seus métodos e explore-os cada vez mais. E não pare de estudar. Continue lendo outros livros e buscando novos cursos.

Quanto mais à vontade você se sentir com a sua *performance*, mais excitante você se tornará como mulher para ele, mais interessante será estar com ele e mais ele irá querer sua companhia. Adote aquela *performance* que você curte e que lhe dá prazer.

Veja bem, com essa rotina sexual você estará criando uma nova personalidade, que é você entre quatro paredes, a da mulher dominadora e detentora de poder sexual, e é isso que ele quer e é isso que você quer. Você pode ser uma mulher superconvencional no seu dia a dia, mas no seu quarto você será diferente, ok?

As pessoas se sentem atraídas por pessoas que são seguras de si. Ninguém cai de amores por alguém cheio de inseguranças e atitudes infantis.

No seu quarto, você mandará na orquestra e será a rainha da cama e, portanto, a mulher endeusada por ele. Vou contar exatamente o que os homens querem e o que eles não querem: uma mulher submissa não faz parte da fantasia sexual deles, a não ser que curtam a dominação sexual propriamente dita, que é a arte de fazer o outro de seu escravo, o que não é nada condenável, mas faz parte da fantasia da minoria dos homens. Acredite, aqueles que gostam da prática de dominação, sadismo e masoquismo (leve, moderado e intenso) deixarão isso bem claro para você de alguma forma.

Em situações de casais que praticam sexo convencional, a figura da mulher forte dentro do quarto é o método mais certo. Você deve estar se perguntando sobre todas aquelas fantasias sexuais de empregada doméstica, garçonete, aeromoça que há no mercado e que enlouquecem os homens, não é mesmo? Afinal, todas essas profissões têm uma conotação de subserviência. Mas saiba que a sua fantasia pode, sim, ser de submissão – a sua atitude é que não será. Pode ver que quando uma mulher faz um *striptease* para o homem, ela parece estar servindo a ele visualmente, certo? Mas só parece, porque, no fundo, ela está no comando da situação.

Veja só o fascínio dos homens por garotas de programa: você acha que elas são submissas dentro do quarto e que se ele está pagando ele é o dominante da situação? Ledo engano, amiga linda. Ele pode estar pagando, mas quem está comandando todo o cerco é ela.

Aliás, vamos abrir aqui um espacinho para falar por que os homens têm tanto fascínio pelas profissionais do sexo: é porque elas são a representação do mistério, do proibido e – pasme! – do domínio sexual. Enquanto tiram a roupa, são elas que, com jeitinho, vão comandando exatamente como será. E eles gostam disso, sabia?

Então, amiga, agora que está bem explicadinho para você, agora que você sabe que não existe a menor necessidade de dizer amém para tudo na cama na ânsia de agradar seu homem, a sua vida sexual vai se tornar mais fácil e também mais emocionante. Morreu em você aquela parte que era sem atitude e passiva. E você, mesmo estando em uma posição passiva, mesmo assim será quem manda de verdade dentro do quarto. É isso que ele quer, dê isso a ele.

Mas como nada pode cair na rotina e a sua maior arma é justamente estar sempre inovando, de vez em quando, para apimentar o encontro sexual, o que você vai fazer é exercer o papel fetichista da dominada, mas só de vez em quando, ok? Na maior parte do tempo, você é a deusa.

Você já viu algum homem enlouquecer por uma mulher que é inerte na cama e totalmente passiva?

Ao final do sexo, você terá um comportamento diferente do que provavelmente já teve até hoje. Sua boca a partir de agora ficará fechada. Evite a espontaneidade desenfreada natural da maioria das mulheres, que tudo fala, que faz abrir seu coração, que diz tudo o que pensa e que grita quando em desespero e chora na tristeza, expondo 100% dos seus sentimentos e do seu sorriso assim que o coração pula de alegria. Essa mulher morreu.

A deusa do amor não tem esse comportamento. A deusa do amor é tão segura e acha tão normal fazer sexo com entrega que não vai ficar alucinada e sair dizendo assim que acabar: "Puxa, esse foi o melhor sexo da minha vida!". Quem diz isso ao final do sexo é ele, você age como se todas as noites de sexo que teve até hoje foram tão boas quanto essas. Se ele passar a elogiá-la, limite-se a dizer no máximo isto:

"Que bom que você gostou. Também gostei!".

Mas nada de demonstrar que está deslumbrada, ok? O deslumbrado será só e somente ele. Porque a deusa aqui e agora é você, lindona.

Visite nosso site e conheça estes e outros lançamentos
www.matrixeditora.com.br

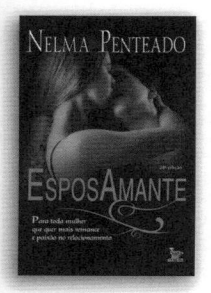

EsposAmante
Nelma Penteado

Ser feliz em um relacionamento com a pessoa que se ama pode durar uma vida inteira, sim, ao contrário do que muitos pensam. *EsposAmante* é um livro escrito por uma mulher para todas as mulheres, em linguagem simples, direta e objetiva, e cheio de ideias, dicas e técnicas testadas e aprovadas por milhares de alunas que passaram pelos cursos de Nelma Penteado.

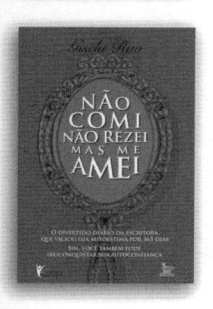

Não comi, não rezei, mas me amei
Gisela Rao

Autoestima é como tanque de combustível do carro. Se a gente não presta atenção no nível, se não se abastece de atenção, de carinho, de coisas boas, ela acaba. E deixa a gente perdida nessa longa estrada da vida. Por isso é bom estar sempre de olho. A divertida autora Gisela Rao se propôs a vigiar a própria autoestima por 365 dias, e seu relato é uma inspiração para o nosso dia a dia. Sem moralismos, sem soluções mágicas, mas com muita inteligência e bom humor, esta obra vai fazer você repensar seu modo de ser e de enxergar o mundo.

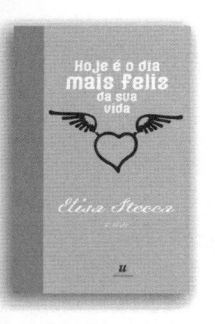

Hoje é o dia mais feliz da sua vida
Elisa Stecca

Diz o ditado que uma imagem vale por mil palavras. Mas não existe imagem que seja tão forte quanto as palavras precisas, as que encorajam, as que mostram caminhos, aquelas que fazem pensar e mudar. *Hoje é o dia mais feliz da sua vida*, escrito por uma das mais talentosas designers do Brasil, é um livro feito com palavras motivadoras e imagens de rara beleza, que também têm muito a dizer. Uma obra inspiradora, feita para quem quer um dia a dia de mais felicidade.

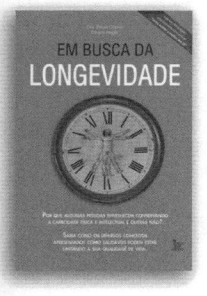

Em busca da longevidade
Dra. Paula Cabral

O estilo de vida que você adotou para viver com saúde será realmente o ideal? Como explicar que certas pessoas que não se cuidam direito acabam tendo qualidade de vida melhor do que outras que seguem certos padrões tidos como corretos? Este livro vai fazer você rever diversos conceitos de vida.

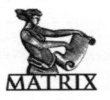

facebook.com/MatrixEditora

Para mais informações sobre a autora,
acesse www.vanessadeoliveira.net